①日③分見るだけで

認知症が予防できるドリル

JN095048

平松 類
眼科医／医学博士

SB Creative

人の名前が出てこない、
会話に「あれ」や「それ」が増えた、
ぼんやりと考えがまとまらない、
「認知症にならないか不安……。」

日々診察をしていると、
こんな切実な声を耳にします。

あなたも、なんとか脳の老化をくい止めようと、
さまざまな「脳トレ」を
試してきたのかもしれません。

でも、うまくいきましたか？
不安はなくなりましたか？

これまでの「脳トレ」が成功しなかった理由って、
実は結構、思い当たると思うのです。

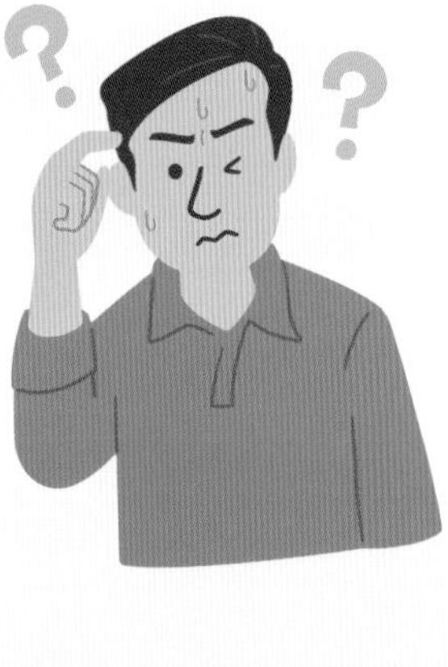

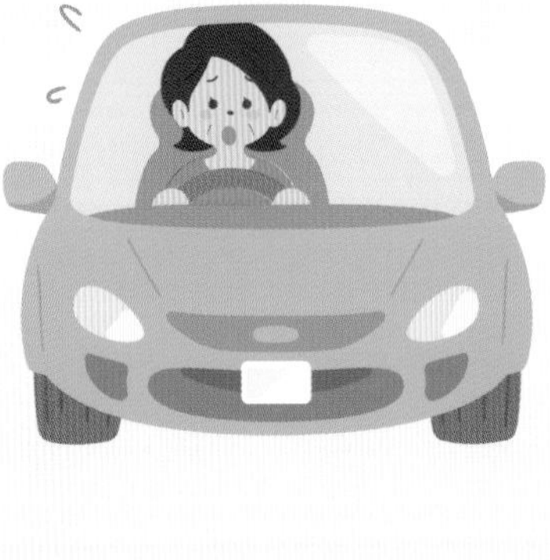

まずは面倒くさいこと。
計算トレーニングをしたり、
あれこれ暗記しないといけなかったり……。

最近は、写真を見るだけの本も増えてきています。
ラクなので続きそうですが、
本当に効果はありましたか？
やってよかったと思えましたか？

結局のところ成功しない理由って、
①面倒くさくて続かない
②本当に効果があるか疑問
この2点に尽きると思うのです。

でも諦めるのはまだ早いです！
この2つの問題を解決するために
本書は作られたのですから！

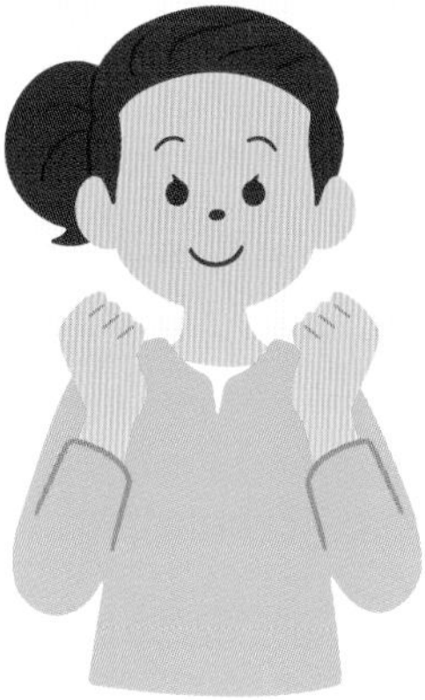

本書でご提案しているのが、
「※脳知覚トレーニング」。
下のような写真を
使って行います。
この写真のポイントは、
同時に2つのものを見る
ということ。

簡単にやり方を説明しましょう。
下のような写真の中心「LOOK!」を見ながら、
周りのマークを判別していくだけです。

本当にこれだけ。
1日3分もあればできます。
しかも、この本さえあれば
どこでもできます。
これなら面倒くさくて続かない
という人も続けられそうじゃないですか？

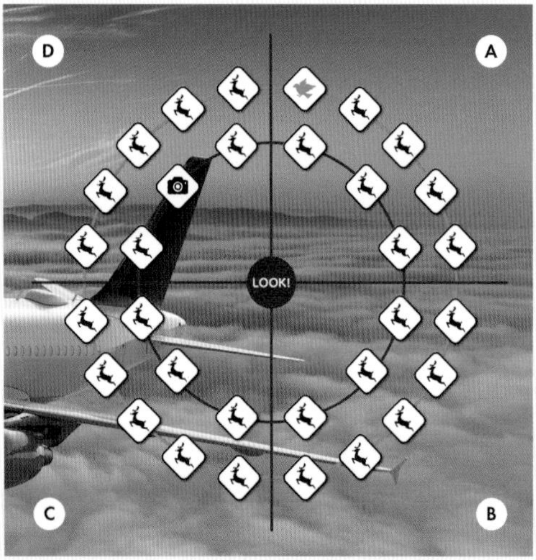

1. 目と写真の距離を20cmに近づける
2. 中心の「LOOK!」から視線を動かさず、クイズに答える

例：赤の円上で1つだけ違うマークは、A～Dのどのゾーンにある？

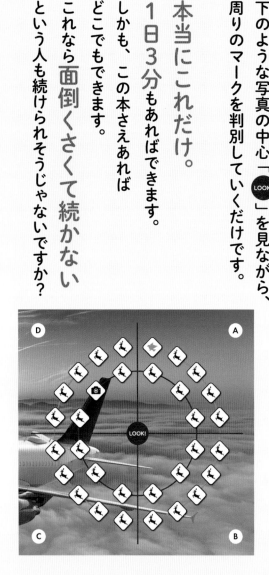

とはいえ、いくら簡単でも、
効果に不安があると続かないものです。

その点、このトレーニングは、
多くの科学的エビデンスに
基づいています。
ハーバード大学、フロリダ大学をはじめ、
世界トップクラスの研究機関で、
脳全体の活性に有効だと
実証する試験結果が報告されています。

特に認知症予防に関しては効果絶大。
発症率を29%低減することがわかっています。

世界で唯一の薬を使わない
認知症予防法として、
欧米では数年前から一般向けにも普及しています。

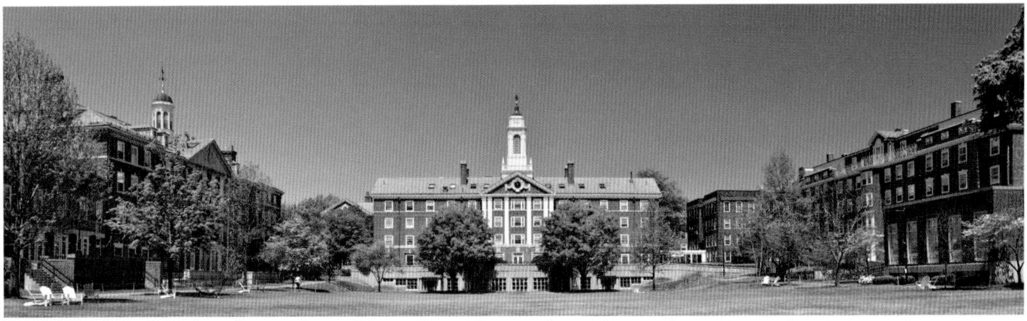

※目を介して脳を鍛えるトレーニングの総称「知覚訓練」のうち、有効視野のトレーニングだけを示すための呼称。

なぜ、このトレーニングで
認知症が予防できるのか？
一言でいうと、有効視野が鍛えられるから。

有効視野とは、
適切に対処できる視覚の範囲
とその能力のこと。

例えば運転中、
目の端に映る歩行者を認識しながら、
ブレーキを踏む能力も有効視野です。

この有効視野が広がると、
脳に送られる情報量が
勝手にぐ～んと多くなります。
つまり、脳が活発に
働かざるを得なくなるのです。

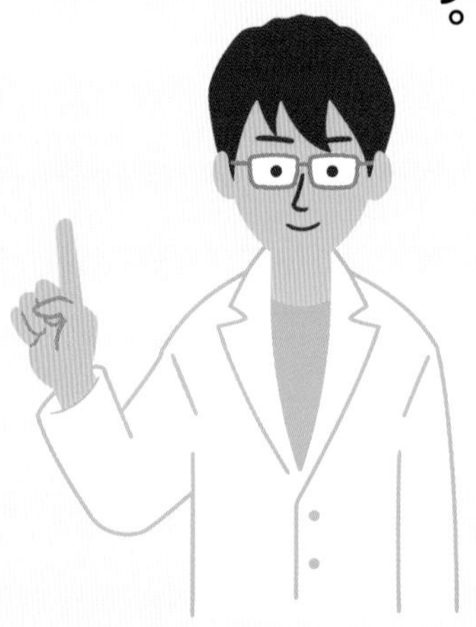

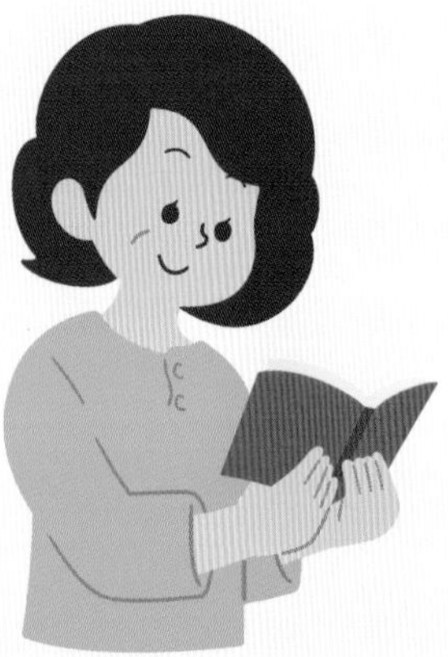

だから、「脳知覚トレーニング」で
有効視野を鍛えた人の脳をみると、
前頭葉、側頭葉、頭頂葉、後頭葉両側の小脳といった
脳全体が明らかに**活性化**しています。

暗記や考えるトレーニングをしても、
認知症リスクは変わらなかったのに、
「脳知覚トレーニング」では、
低減したのです！

他にも、
・一度やると効果が10年間持続（南フロリダ大学）
・認知機能が3～4年若返る（アイオワ大学）
・交通事故率が50％減少（アラバマ大学）
など、**いいこと尽くし**です！

今度こそ、「脳トレ」を完全に**成功**させましょう！

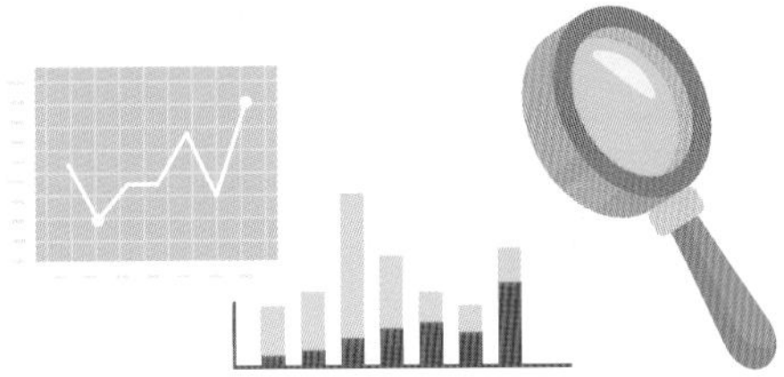

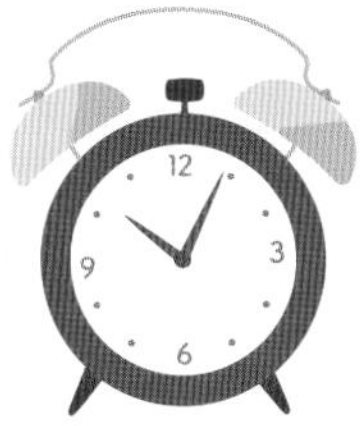

体験者の喜びの声が続々と！

※人物名はすべて仮名とさせていただきました。

メールやLINEの読み落としが劇的に減りました。読むスピードも上がったように感じます。

長田 冴子（50代・女性）

　集中力が上がったのか、注意力が上がったのか、もしかしたら両方なのかもしれませんが、メールやLINEの読み落としが劇的に減りました。これまでは、メールに〆切が書いてあるのを見落とすことが多かったり、娘から「前にLINEで言ったよ」と言われることが多かったりしたので、私はこの手のものに苦手意識がありましたが、最近は正しく速く読めるので、以前ほど億劫ではなくなりました。

ニュースや人の話を忘れにくくなった！おとといの夕飯のメニューまで、すぐに思い出せます。

荒木 幸助(60代・男性)

「最近、頭を使う機会がめっきり減ったなあ」と思い脳知覚トレーニングを試してみることに。半信半疑で始めましたが、初っ端、「こんなに狭い範囲のこともちゃんと判別できていないのか」とビックリ。3週目の今も相変わらず難しいですが、徐々に視野が広がっているのを感じます。視野が広がったせいかわかりませんが、初めて聞いたニュースや人の話を忘れにくくなりました。おとといの夕飯のメニューまで、すぐに思い出せます。

高齢の母にプレゼント。新しいことにチャレンジするだけで、脳の刺激になっていると思う。

坂下 千絵(30代・女性)

高齢の母の物忘れがひどく、心配でこの本をプレゼントしました。最初はそもそもやり方が理解できなかったようで、気が乗らない感じでした。「難しすぎたかな」と半ば諦めていましたが、何度か私が説明するうちにわかってきたようで、やり方がわかってからは続けてくれています。新しいことにチャレンジするだけでも脳の刺激になっていると思います。これからも続けてくれたら嬉しいです。

「自分の有効視野はこんなに狭いのか！」とビックリ。孫とのおしゃべりで、最近覚えた言葉がスムーズに出てくるように！

岡倉 敏夫(70代・男性)

初見は「これがクイズ？簡単すぎないか」と思いましたが、始めてみて難しさがわかりました。「自分の有効視野はこんなに狭いのか！」と驚きました。続けるうちに、会話で言葉がスラスラ出てくるようになった気がします。特に、5歳の孫とのおしゃべりで、最近覚えた戦隊ヒーローの名前がスムーズに出てきたときは嬉しかった。思ったよりも早く効果を感じたので、もう少し続けてみようと思います。

朝に解くと、一日中クリアな頭で過ごせます。頭の回転が速くなってる？

内川 奈津美(40代・女性)

私は朝に取り組むことにしています。これまで寝起きは頭がボーッとする時間が長く、仕事を始めても頭のモヤモヤが消えないことが多かったですが、このドリルを朝解くようになってから、一日中クリアな頭で過ごせるようになりました。3週目くらいから、次やることや言いたいことが、どんどん頭に浮かんで、心なしか頭の回転が速くなっている気がします。

運転中も有効視野を意識するようになりました。以前より周りを意識して、慎重に運転しています。

中倉 公男(60代・男性)

この年ですが、そこまで運転に不安を感じたことはありませんでした。息子に薦められ、半ば強引にやらされることに。でも、有効視野という言葉を知り、自分の有効視野の狭さを知って、運転が不安になってきました。かなり広い範囲を見渡して運転していると思っていましたが、過信があったのかもしれません。以後は運転中も有効視野を意識するようになり、より周りを意識して、慎重に運転しています。

脳の老化を感じ始め、思い切って実践。若い人の話(のテンポ?)についていけるように。

川崎 貴子(50代・女性)

職業柄、20～30代の若い人と仕事をすることが多く、「若い人は話すのが速いなあ」と感じていました。以前はそんなこと思わなかったので、自分の方が衰えているのだと思います。スピードだけでなく、新しいことをどんどん覚えていくことが私には難しく、気後れすることも多かったです。そんな悩みを抱えつつ、このドリルに取り組みました。「ドリルをやっているんだ」という自信もあるかもしれませんが、やる前より若い人の話(のテンポ?)についていけるようになりました。聴き取る力も上がったように感じます。

はじめに

　皆さん、こんにちは。眼科専門医の平松類です。
　これから皆さんに取り組んでいただくトレーニングは、有効視野を広げることで認知症を予防する「脳知覚トレーニング」という認知症予防法です。
「眼科医がなんで認知症？」と思われてしまうかもしれませんね。たしかに認知症というと、脳外科医をイメージする人が多いと思います。
　でも、認知症について「目」から語れることはたくさんあります。脳で処理している大部分の情報の入り口は、「目」だからです。英国バイオバンク研究によると、視覚障害がある人は、そうでない人よりも認知症になる確率が78％上がることが示されています。でも、「目から脳を鍛える」というアプローチは、あまり取り上げられることがありませんし、当然、実践する人も多くありません。
　そこで、眼科医だからこそお伝えできる認知症予防法があると思い、本書をつくりました。

　私が「目から脳を鍛える」方法として有効視野に注目したきっかけは、交通事故と視覚についての研究です。運転能力を測る指標として、その専門分野では非常に有名な指標でした。有効視野と脳の働きの関係性については、すでに多くの研究で指摘されていましたが、それを鍛えることで認知症リスクを大幅に減らすことができるとわかったのは、もっと後です。

欧米を中心に精力的な研究が行われていたこともあり、私自身、専門機関や学会などで、有効視野の重要性をお伝えする機会はこれまで何度かありました。ただ、なかなか形にして一般の方に広める術がなかったのが実情です。

今回、本書を通じて、より多くの人に有効視野を鍛えていただけることを大変嬉しく思います。そして、文字通り皆さんの「視野を広げる」ことで、いくつになっても、しなやかに、自分らしく生きられるお手伝いができたら、これ以上嬉しいことはありません。皆さんにとって有意義な4週間になることを心から願っています。GOOD LUCK!

平松類

目次

そもそも、有効視野って何？

私たちは何かを見るとき、眼球というレンズで捉えた情報を脳で処理することで初めて「見えた」と認識しています。

つまり「見る」ことの大部分は、脳が司っているのです。医学的な定義での「視野」とは、静止したまま片目で物が見える範囲のことを言います。ただの範囲なので、それ以上でもそれ以下でもありません。

一方、有効視野とは、周りに何があり、何が起こっているか、なんとなく判別し、適切に対処できる視覚の範囲とその能力を指します。

ただ見えているだけではなく、「その範囲内のことは適切に対処できますよ」と言える範囲が、有効視野です。

車の運転を思い浮かべると、わかりやすいかもしれません。フロントガラスの先に広がって見える景色の範囲が「視野」。

それに対し、「視野」の中に見える信号機や対向車、歩行者の動きに注意を配りながら、「ここでブレーキをかけよう」などと判断して、即座に反応できる範囲および能力が有効視野です。

有効視野のトレーニングは当初、交通事故防止の観点から開発されたものでした。

そのため、有効視野が広がると、交通事故率の低下につながることは、すでに多くの研究で報告されています。

ちなみに、

・認知機能は高いが有効視野が狭い人
・認知機能が低いが有効視野が広い人

を比較すると、交通事故を起こしやすいのは有効視野が狭い人です。認知機能以上に、その人の「脳レベル」を総合的に測ってくれる指標が、有効視野なのです。健康な65〜89歳の高齢者256人を対象としたフロリダ・アリゾナ大学の研究によると、トレーニングによって有効視野を訓練した人は、そうでない人に比べ、前頭葉、側頭葉、頭頂葉、後頭葉両側の小脳、中央構造、島、帯状回における広範な全脳両側活性化、つまりは脳全体が活性化していることがわかりました。

有効視野というたった一つの指標をよくするだけで、脳の総合力が一気にアップするのです。

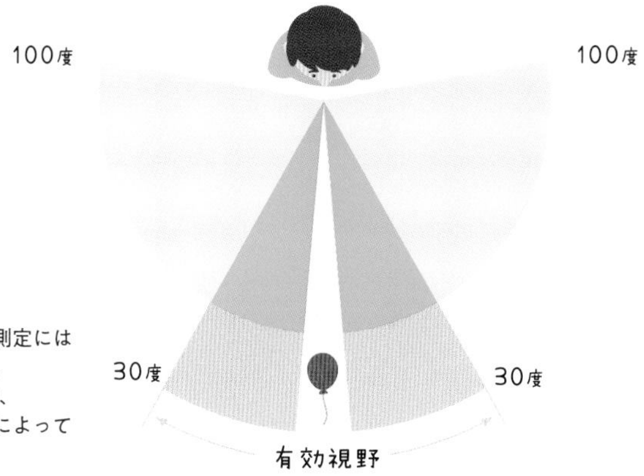

正確な有効視野の測定には特別な機器が必要。平均は2〜30度で、加齢や脳の不活性性によって狭くなる……。

なぜ「脳知覚トレーニング」で認知症が予防できるの？

認知症は、脳の病気です。原因はさまざまですが、要は「脳の働きが悪くなること」で発症します。「脳知覚トレーニング」で認知症が予防できる理由、それは、有効視野が広がると脳が活発に働かざるを得なくなるからです。

私たちの脳は常に多くの情報を処理しています。そして、その情報の多くは目から入ってきています。したがって、有効視野が広い人と狭い人では、同じ経験や物事から得られる情報量に大きな差があるのです。

年を取ると、人にぶつかることが増えたり、人の気持ちに鈍感になったり、見落としや勘違いが多くなったりする人は多いですよね。

これは、若い人と同じ物を見ていても、そこから得ている情報が極端に少ないためです。加齢とともに有効視野が狭まり、脳に入る情報が少なくなると、脳は怠けてしまいます。脳が怠けてしまうと、ますます有効視野は狭くなります。こうした悪循環が脳の老化を進行させ、ひいては認知症を呼び寄せてしまうのです。ですから、「脳知覚トレーニング」によって有効視野を保つ、あるいは広げることは、脳を若く保ち、認知症を予防するためのとても本質的なアプローチです。

ところで、脳をいつもフル回転させていると、なんだか疲れてしまいそうですよね。

でも心配することはありません。

有効視野が広くなると、真っすぐ前を見ながら周辺に意識を向ける、「**分散的**」な**脳の使い方**も鍛えられます。つまり、ただ大量の情報を得られるようになるだけではなく、**脳を効率的に使う力も身につく**のです。

例えば、道を歩いていて急にクラクションを鳴らされたとき。有効視野が広い人は、音に意識を向けながら周りの視覚情報にも目を向け、危険が迫っていないかを適切に判断することができます。一方、有効視野が狭い人は、「クラクション」という情報を処理することに精一杯で、周りの視覚情報を「分散的」に処理できません。

よく「**あの人は視野が広い**」と比喩として言うことがありますが、ただの例えではないのです。有効視野が広くなると、今まで気づかなかった町の変化や世の中のニュース、自然の彩りが目に飛び込んでくるようになります。そうすると心も広くなり、物事を色んな視点から捉えられるようになります。この「**視野の広さ**」こそ、いつまでも若々しい脳でいるための秘訣と言えるでしょう。

有効視野が**狭い**人

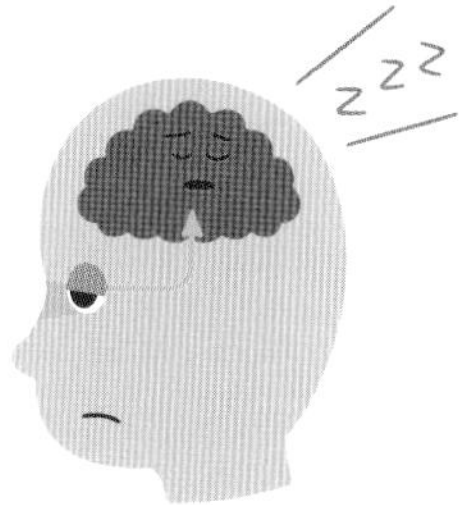

脳に届く情報が少ない

有効視野が**広い**人

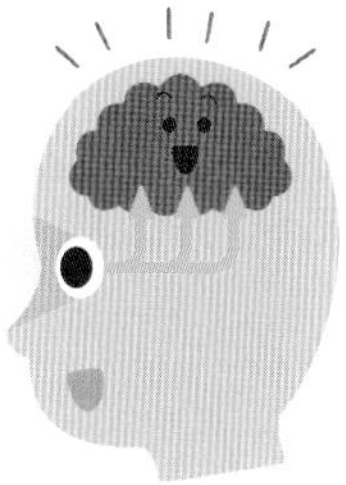

脳に届く情報が多い

本書に期待できる効果

健康寿命UP

記憶力UP

注意力UP

判断力UP

集中力UP

認知症予防

思考力UP

交通事故防止

反射神経UP

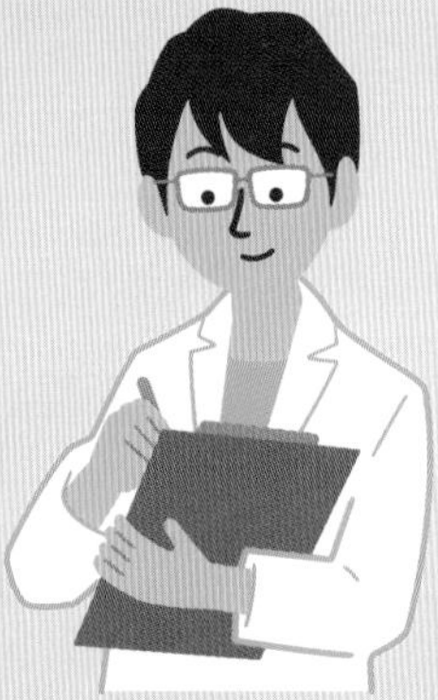

本書の4つの特長

1 1日3分「見るだけ」でOK

1日に3分、1ページの写真を見るだけでOK。写真の中心を見ながら、周辺にちりばめられたマークに関するクイズに答えます。

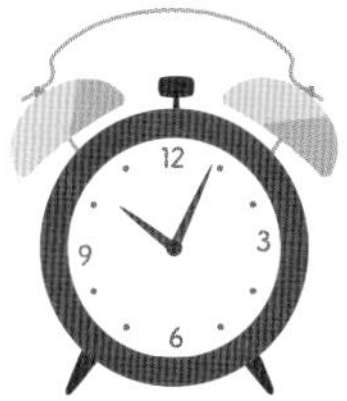

2 科学的効果が実証されている※

「脳知覚トレーニング」は、ハーバード大学をはじめ、世界トップクラスの研究機関から報告された数あるデータに基づいて開発されています。

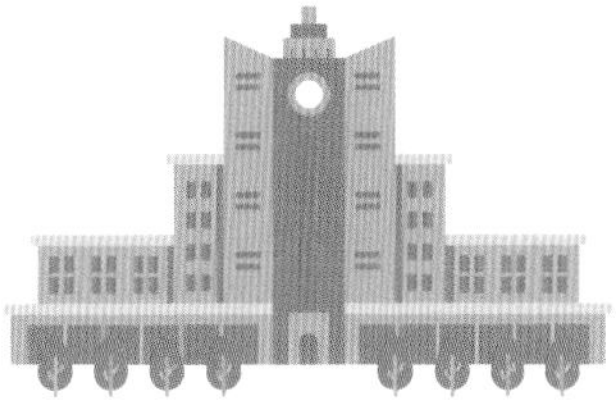

3 効果が10年間持続する

「脳知覚トレーニング」の効果は1度やると10年間持続します。4週間の頑張りが、10年後のあなたの脳にもよい影響を与えてくれます。

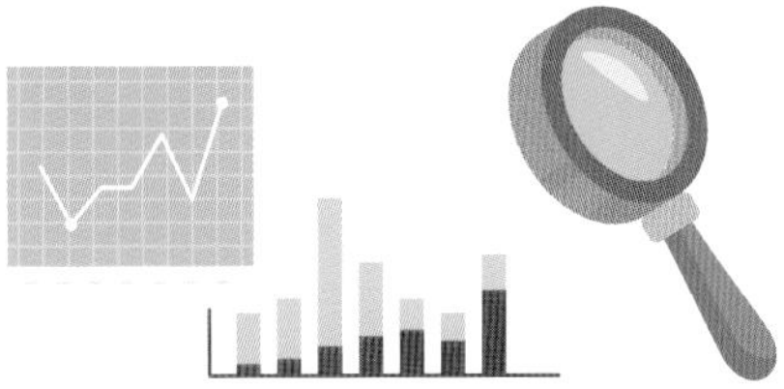

4 年齢を問わない

クイズが解ける年齢であれば、対象年齢は問いません。子どもから大人まで幅広い世代で一緒に楽しめます。

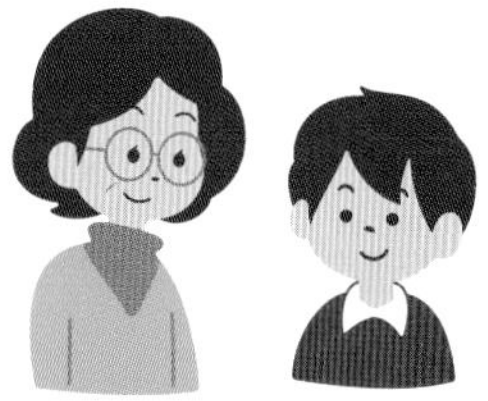

※本書の研究結果には、コンピューターを使用したトレーニングや長時間のトレーニングも含まれる。

「脳知覚トレーニング」のやり方

改めてやり方を説明します。まずは次のクイズを読んでください。

Q1 赤の円上で1つだけ違うマークは、A〜Dのどのゾーンにある?

Q2 赤の円上で1つだけ違うマークは、何のマーク?

Q3 緑の円上で1つだけ違うマークは、A〜Dのどのゾーンにある?

※答えは24ページに掲載

次に目と写真の距離を20㎝に近づけます（本書の横の長さが大体18㎝です）。

中央にある「LOOK!」を両目で見て、そこから視線を動かさないで周りのマークを見ます。そしてクイズに答えます。つい視線をずらしたくなるかもしれませんが、それでも大丈夫です。その後でもう一度、真ん中を見て周りのマークを確認してみてください。答えがわかるかどうかではなくて、判別しようとすることが大切です。

ちなみにこの赤・緑2つの円は、気づかないレベルで毎週少しずつ大きくなっていくので、あなたの有効視野も一緒に成長していきます。

余裕がある人は、各円の違うマークがあるゾーンをパッと素早く判別してみましょう。スピードを意識すると、より効果的です。

慣れてきたら、1日3分以上取り組んでも問題ありませんが、体調に異変を感じたら、直ちに中断してください。

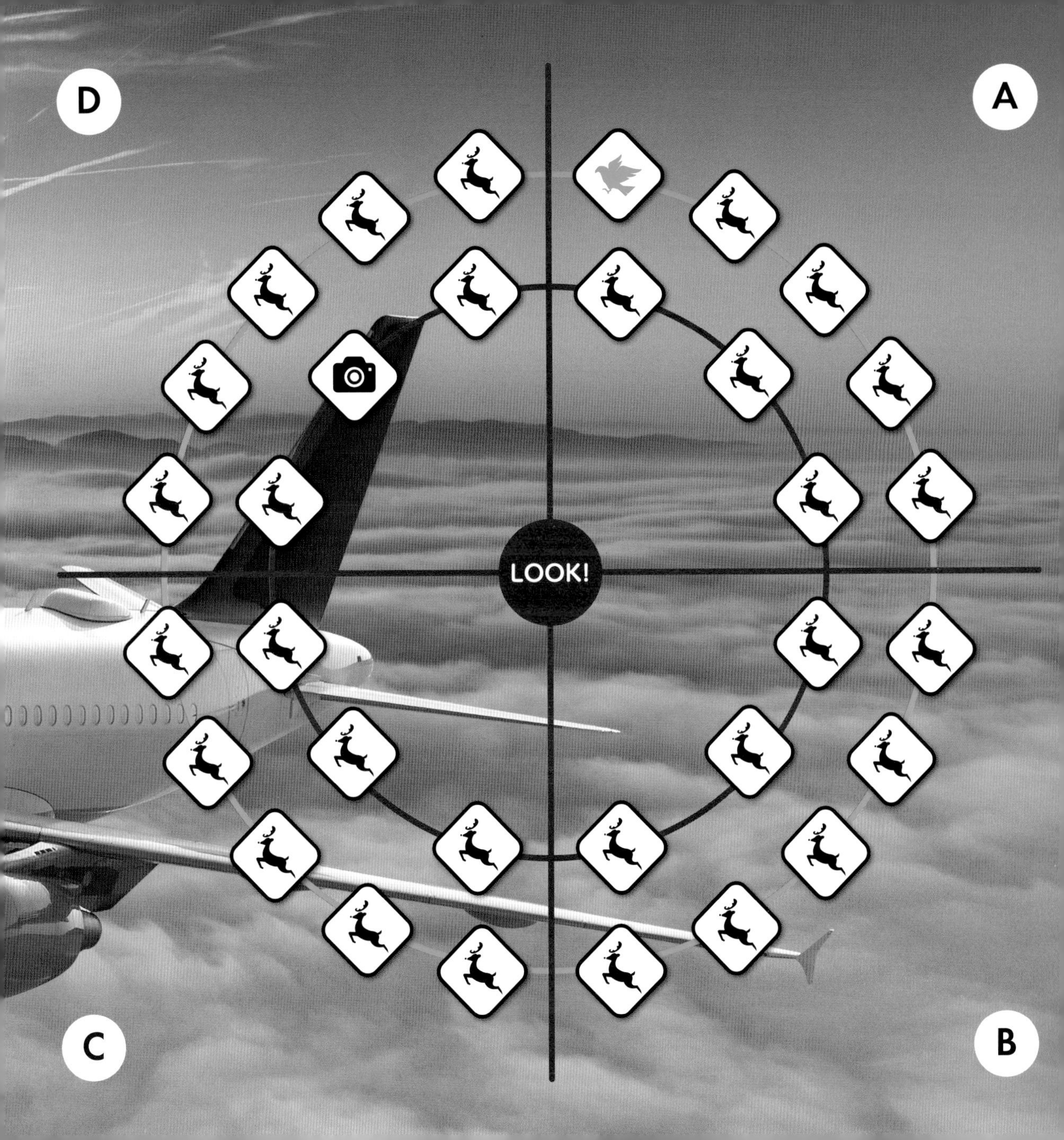
D
A
LOOK!
C
B

本書の楽しみ方とルール

1 明るい場所で、目と写真の距離を20cmに近づける

通常の読書と同じレベルの明るさで取り組んでください。目と写真の距離は、大体20cm になるようにしましょう。

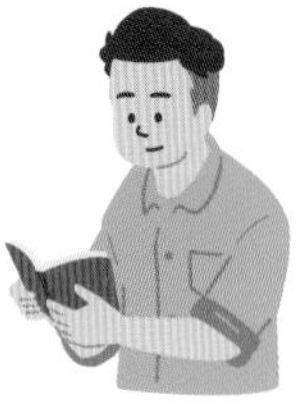

2 「LOOK!」から視線を動かさない

視線が動いてしまっても効果に影響はありません。でもクイズを楽しむために、できるだけ中心から視線を動かさないようにしましょう。

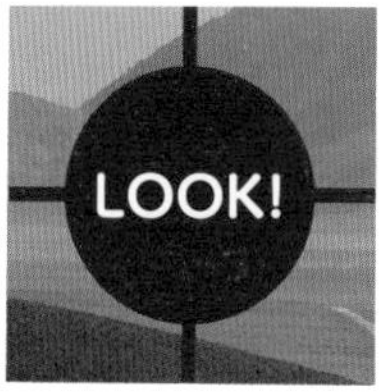

3 まずは1日3分、2週間続けてみる

慣れるまでは、クイズが難しく感じるかもしれません。あまり気負わず1日3分、まずは2週間を目標に続けてみましょう。

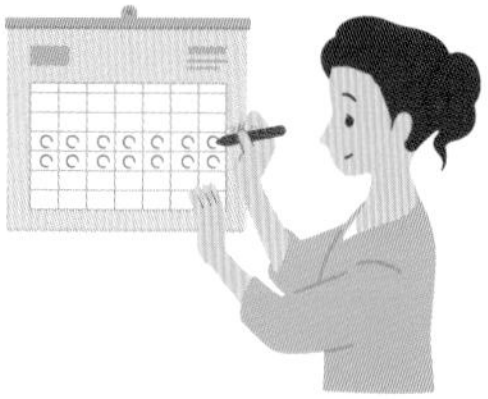

4 矯正視力で行う

普段使っているメガネやコンタクトレンズなどで、視力を矯正した状態で行いましょう。

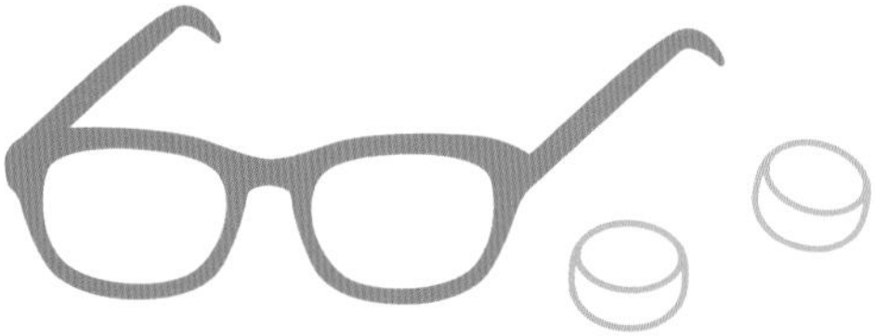

いよいよ本番です！ 楽しみましょう！

P.22の答え　Q1 D　Q2 カメラ　Q3 A

PART

1

脳知覚トレーニング 4週間チャレンジ

1日目

↓

7日目

DAY1

QUESTION

Q1　赤の円上で1つだけ違うマークは、A〜Dのどのゾーンにある？

Q2　赤の円上で1つだけ違うマークは、何のマーク？

Q3　緑の円上で1つだけ違うマークは、A〜Dのどのゾーンにある？

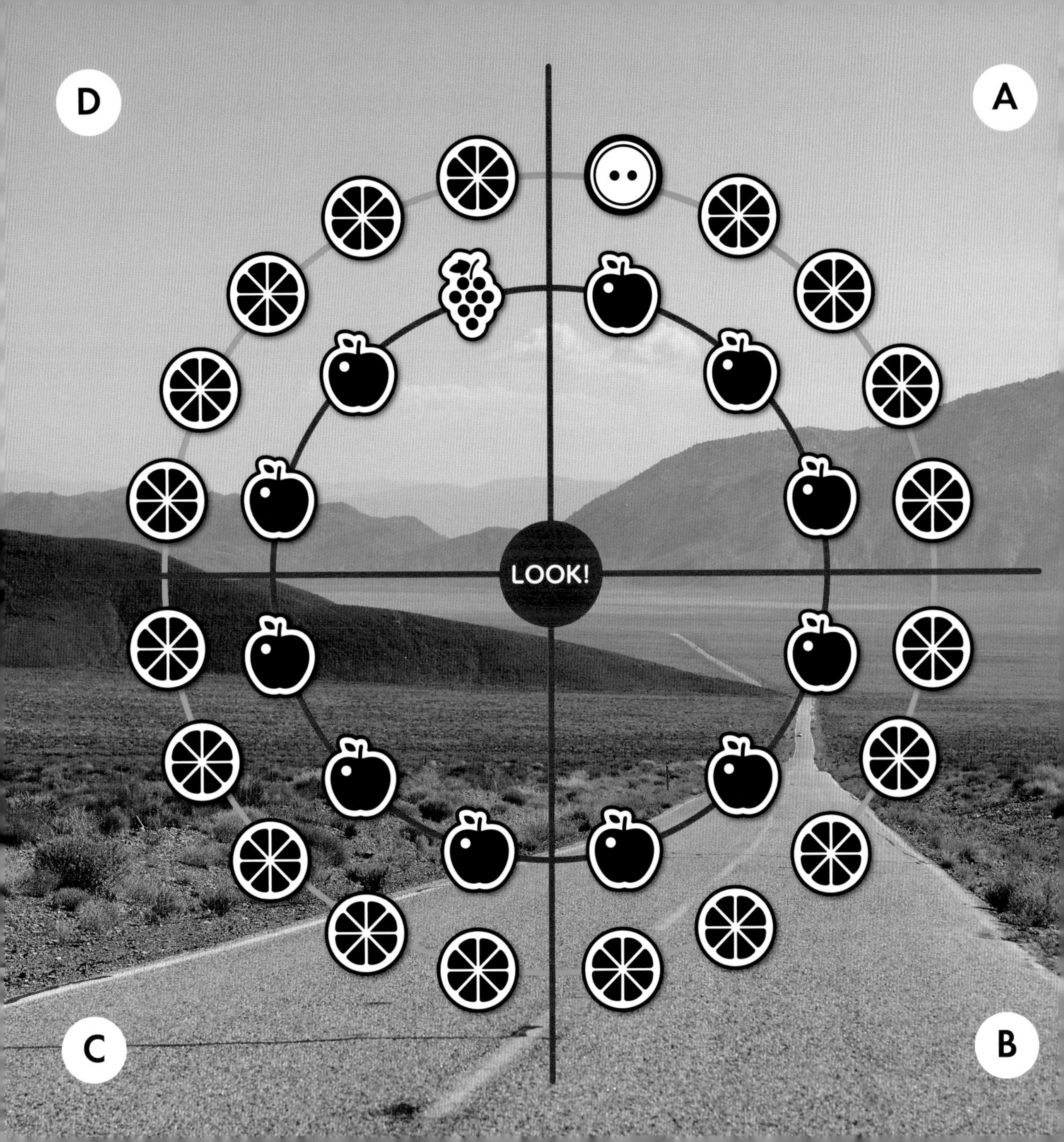
D
A
LOOK!
C
B

DAY2

QUESTION

Q1　赤の円上で1つだけ違うマークは、A～Dのどのゾーンにある？

Q2　赤の円上で1つだけ違うマークは、他のマークと何が違う？

Q3　緑の円上で1つだけ違うマークは、A～Dのどのゾーンにある？

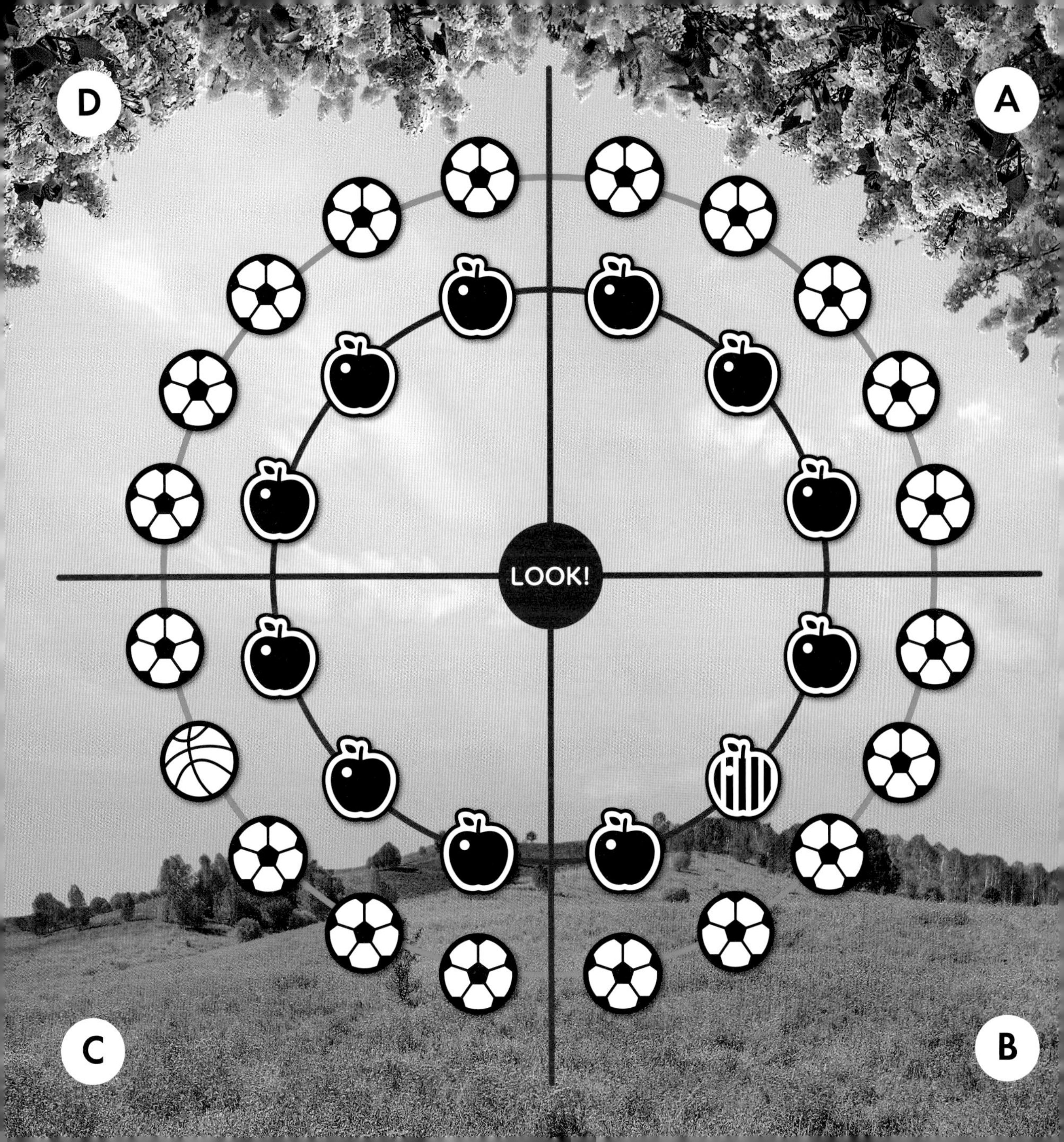
D
A
LOOK!
C
B

DAY3

QUESTION

Q1　赤の円上で大きいリンゴは何個ある？

Q2　赤の円上で1つだけ違う果物は、A～Dのどのゾーンにある？

Q3　緑の円上で1つだけ違うマークは、A～Dのどのゾーンにある？

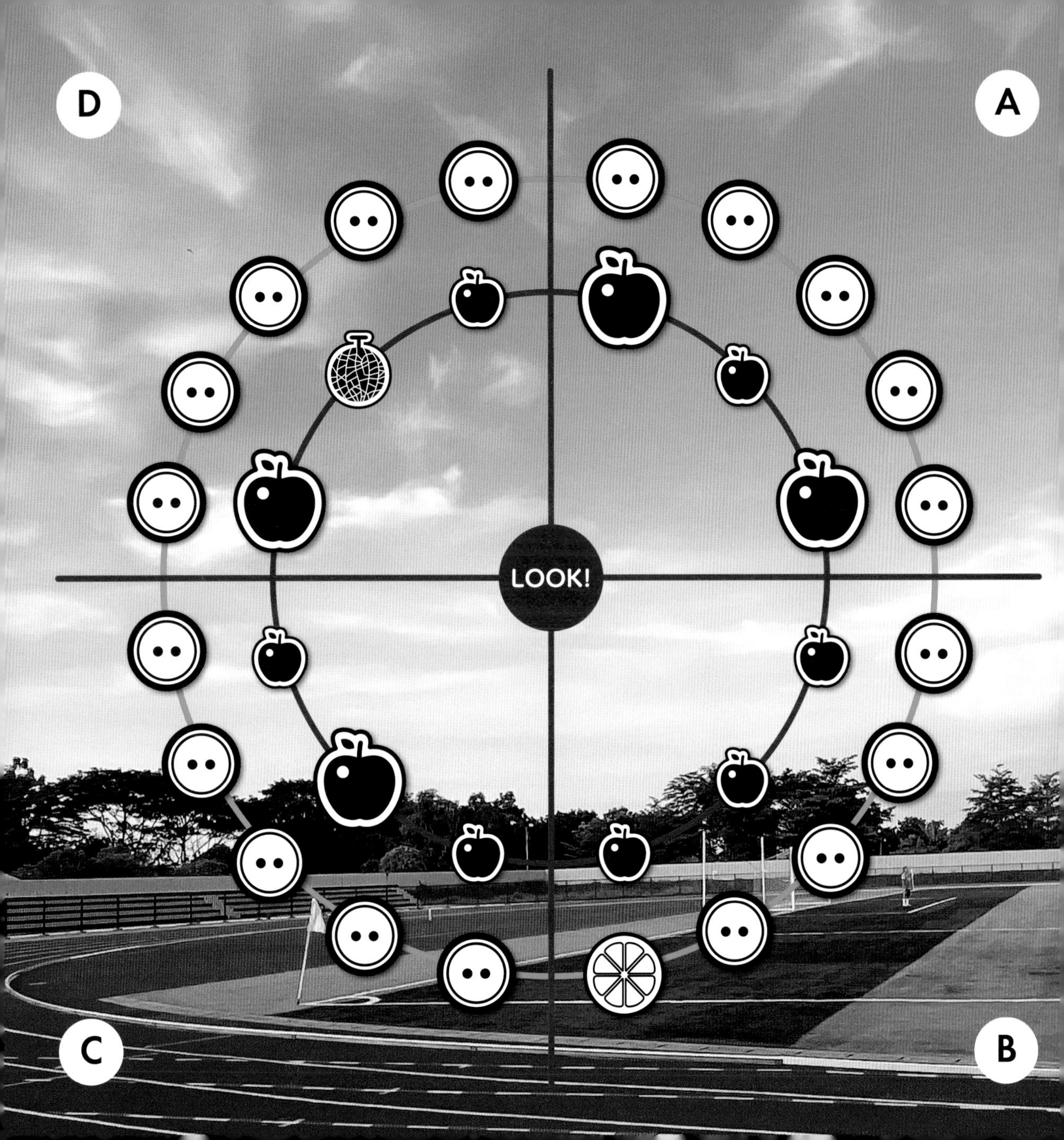
D
A
LOOK!
C
B

難 DAY4

QUESTION

Q1　赤の円上で黒いカードは何枚ある？

Q2　赤の円上で1枚だけトランプではないカードは、A～Dのどのゾーンにある？

Q3　緑の円上で1枚だけ違うコインは、A～Dのどのゾーンにある？

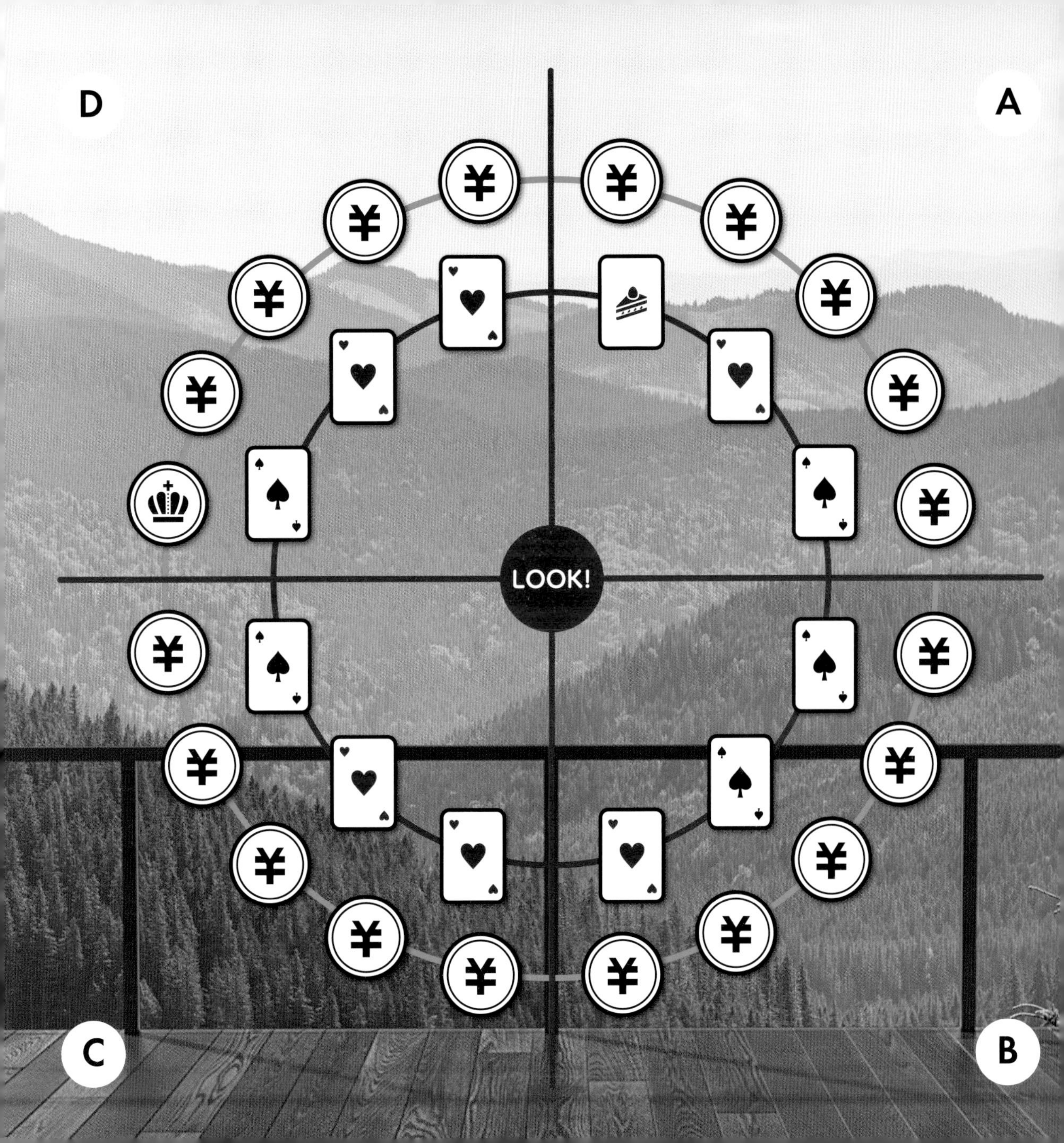
D
A
LOOK!
C
B

DAY5

QUESTION

Q1　A〜Dの中で、マークの数が一番少ないのはどのゾーン？

Q2　赤の円上で1つだけ違うマークは、A〜Dのどのゾーンにある？

Q3　緑の円上で1つだけ違うマークは、A〜Dのどのゾーンにある？

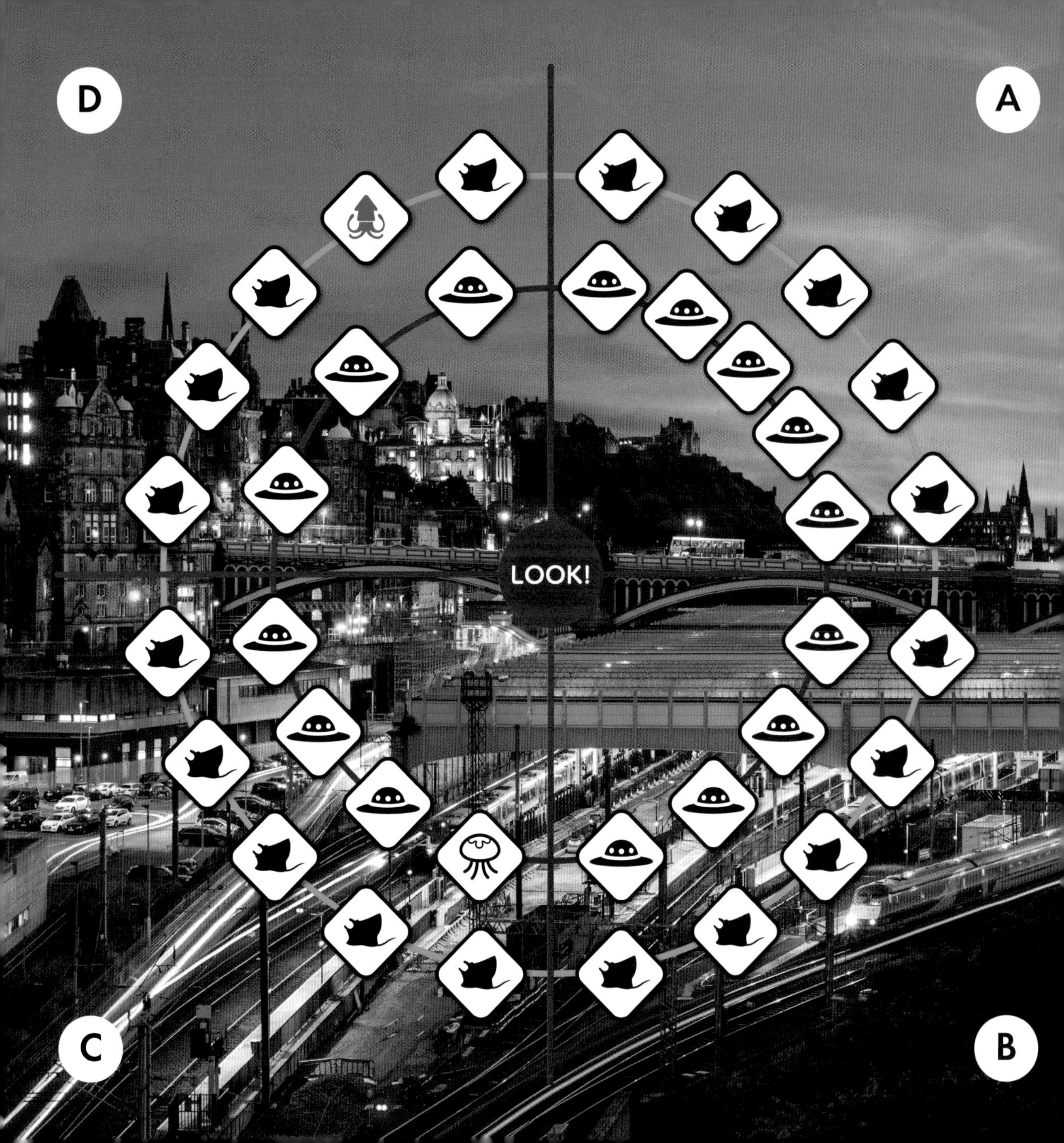
D
A
LOOK!
C
B

DAY6

QUESTION

Q1　赤の円上で1つだけ違うマークは、A～Dのどのゾーンにある？

Q2　赤の円上で1つだけ違うマークは、何のマーク？

Q3　緑の円上で１つだけ違うマークは、何のマーク？

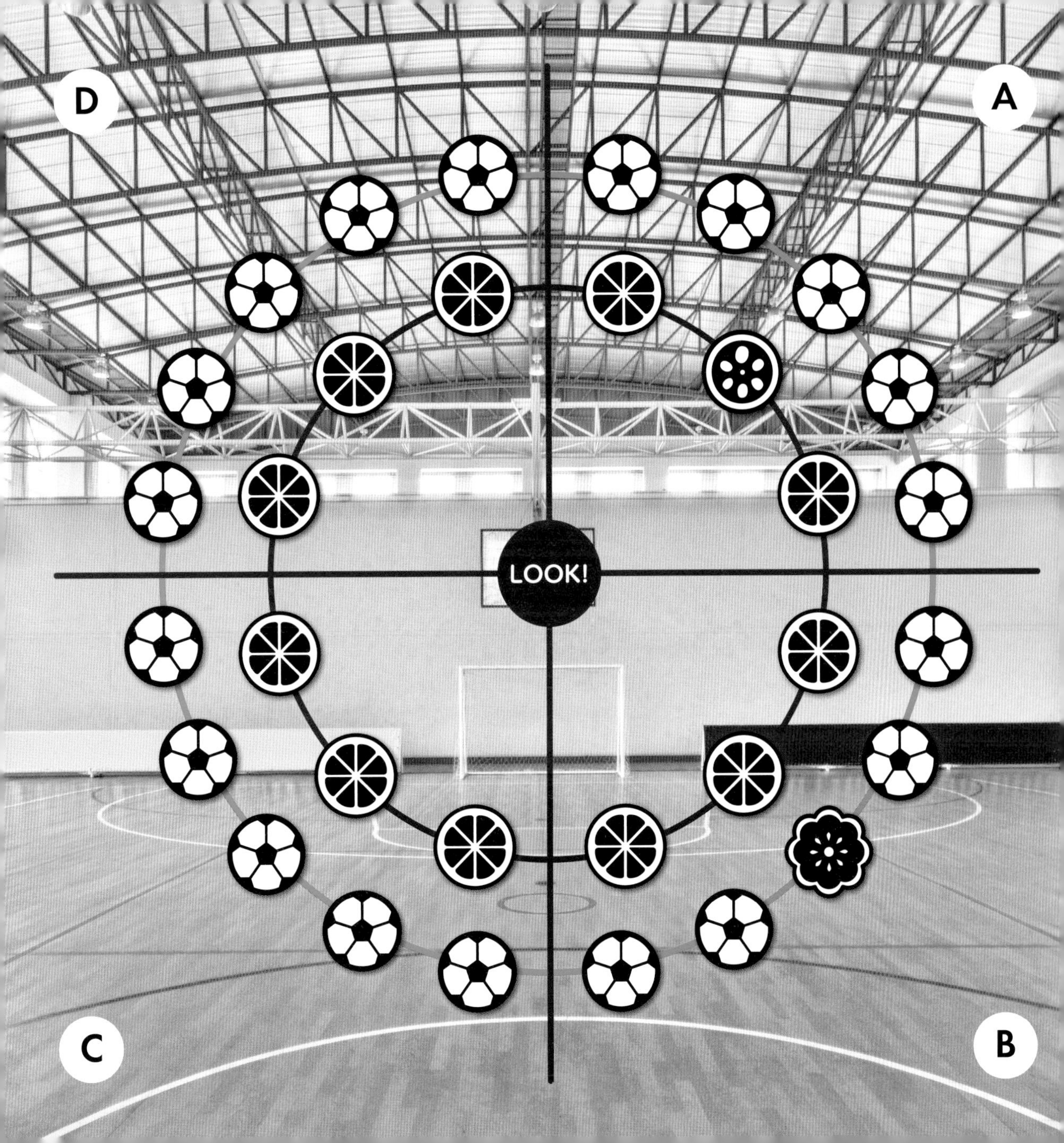
D
A
LOOK!
C
B

DAY7

QUESTION

Q1　赤の円上で1つだけ違う数字は、A～Dのどのゾーンにある？

Q2　赤の円上で1つだけ違う数字は何？

Q3　緑の円上で1つだけ違うマークは、何のマーク？

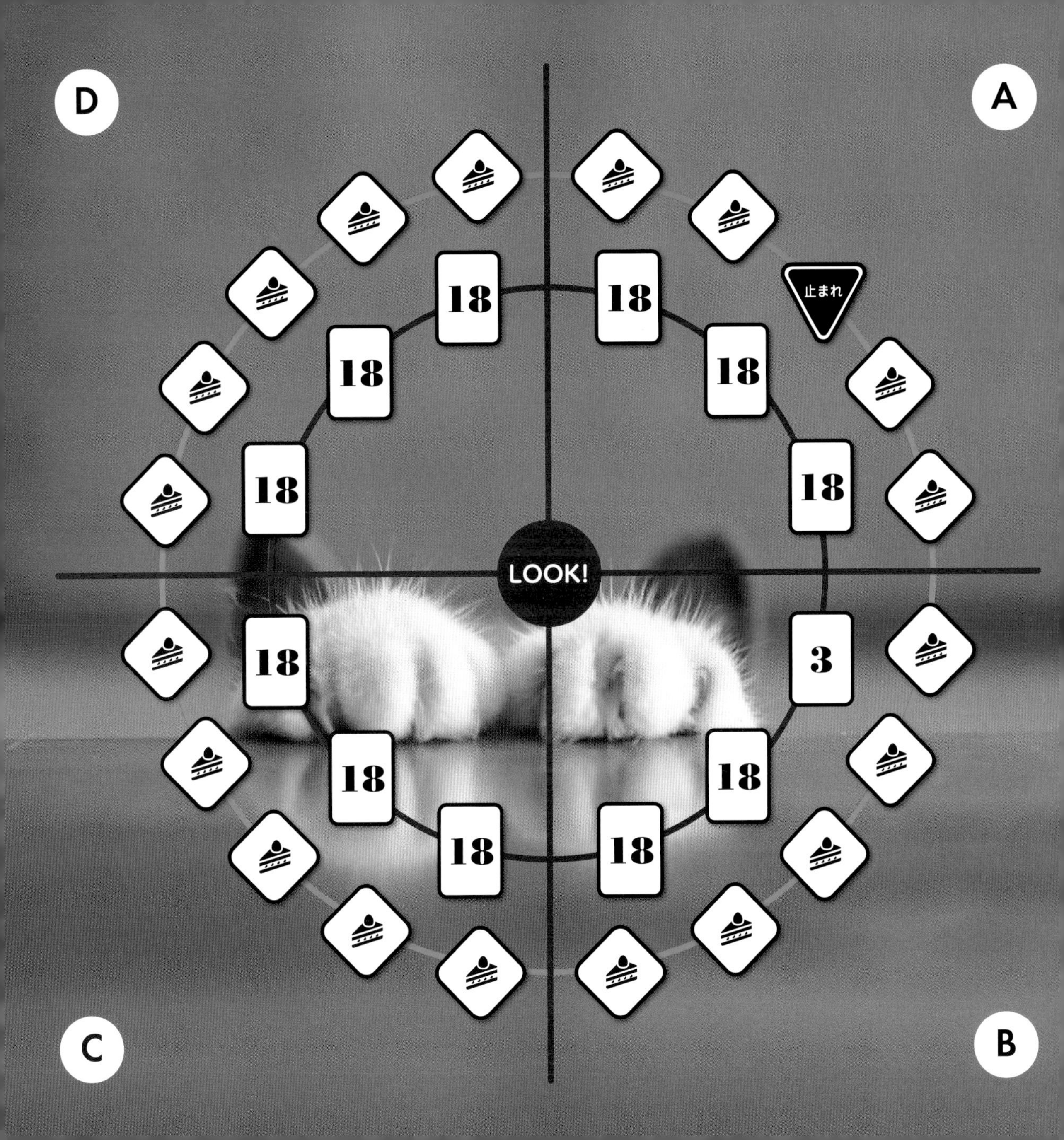
D
A
止まれ
18
18
18
18
18
18
LOOK!
18
3
18
18
18
18
18
C
B

第1週の答え

DAY1

Q1 D

Q2 ぶどう

Q3 A

DAY2

Q1 B

Q2 模様が違う(縞模様がある)

Q3 C

DAY3

Q1 4個

Q2 D

Q3 B

DAY4

Q1 5枚

Q2 A

Q3 D

DAY5

Q1 D

Q2 C

Q3 D

DAY6

Q1 A

Q2 レンコン

Q3 お花

DAY7

Q1 B

Q2 3

Q3 「止まれ」の標識

PART

2 脳知覚トレーニング 4週間チャレンジ

8日目

↓

14日目

DAY8

QUESTION

Q1　赤の円上で1つだけ違うマークは、A〜Dのどのゾーンにある？

Q2　赤の円上で1つだけ違うマークは、グー、チョキ、パーのどれ？

Q3　緑の円上で1つだけ違うマークは、A〜Dのどのゾーンにある？

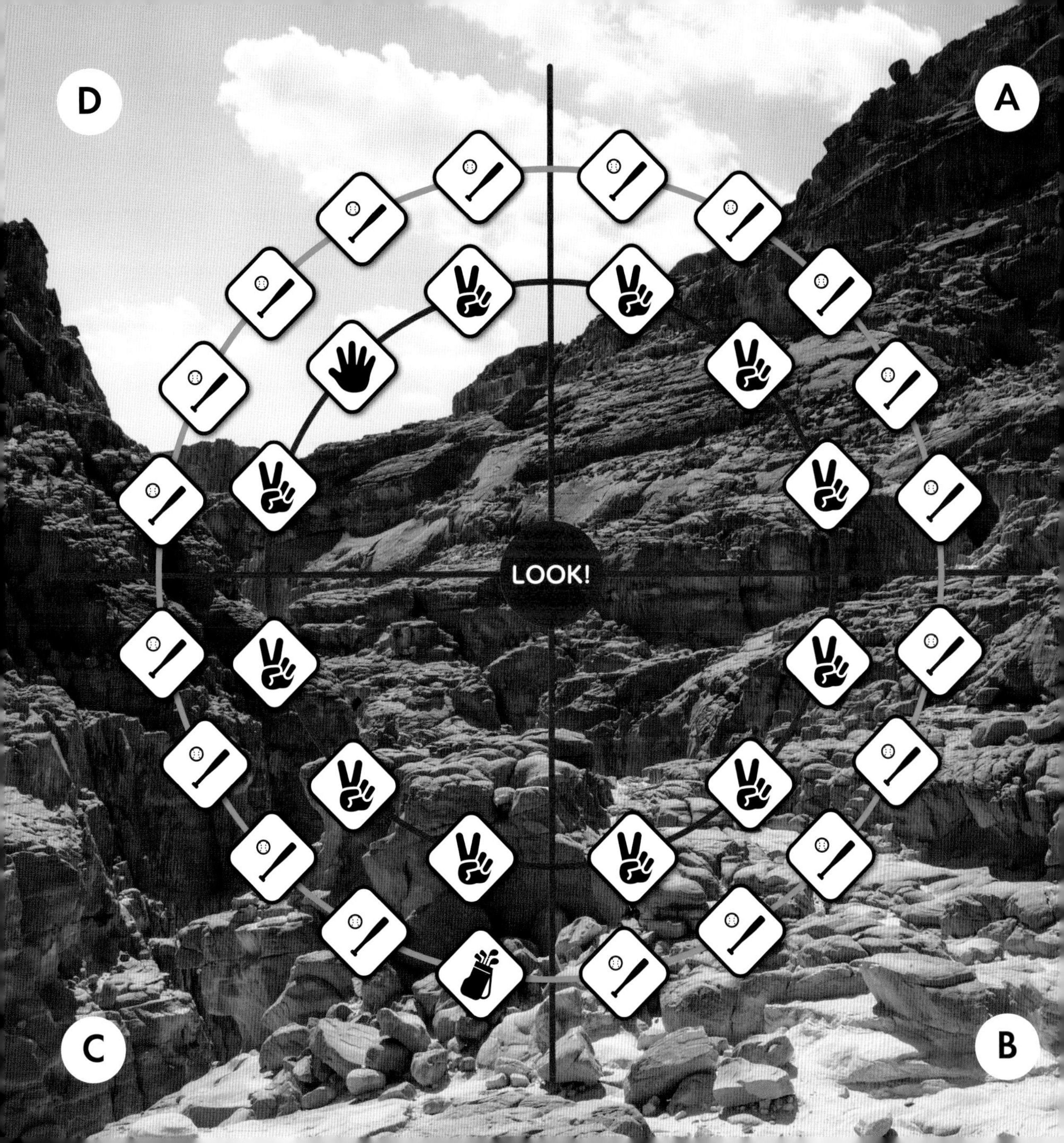
D
A
LOOK!
C
B

DAY9

QUESTION

Q1　赤の円上で1つだけ違うコインは、A～Dのどのゾーンにある？

Q2　赤の円上で1つだけ違うコインには、何が書いてある？

Q3　緑の円上で1つだけ違うマークは、A～Dのどのゾーンにある？

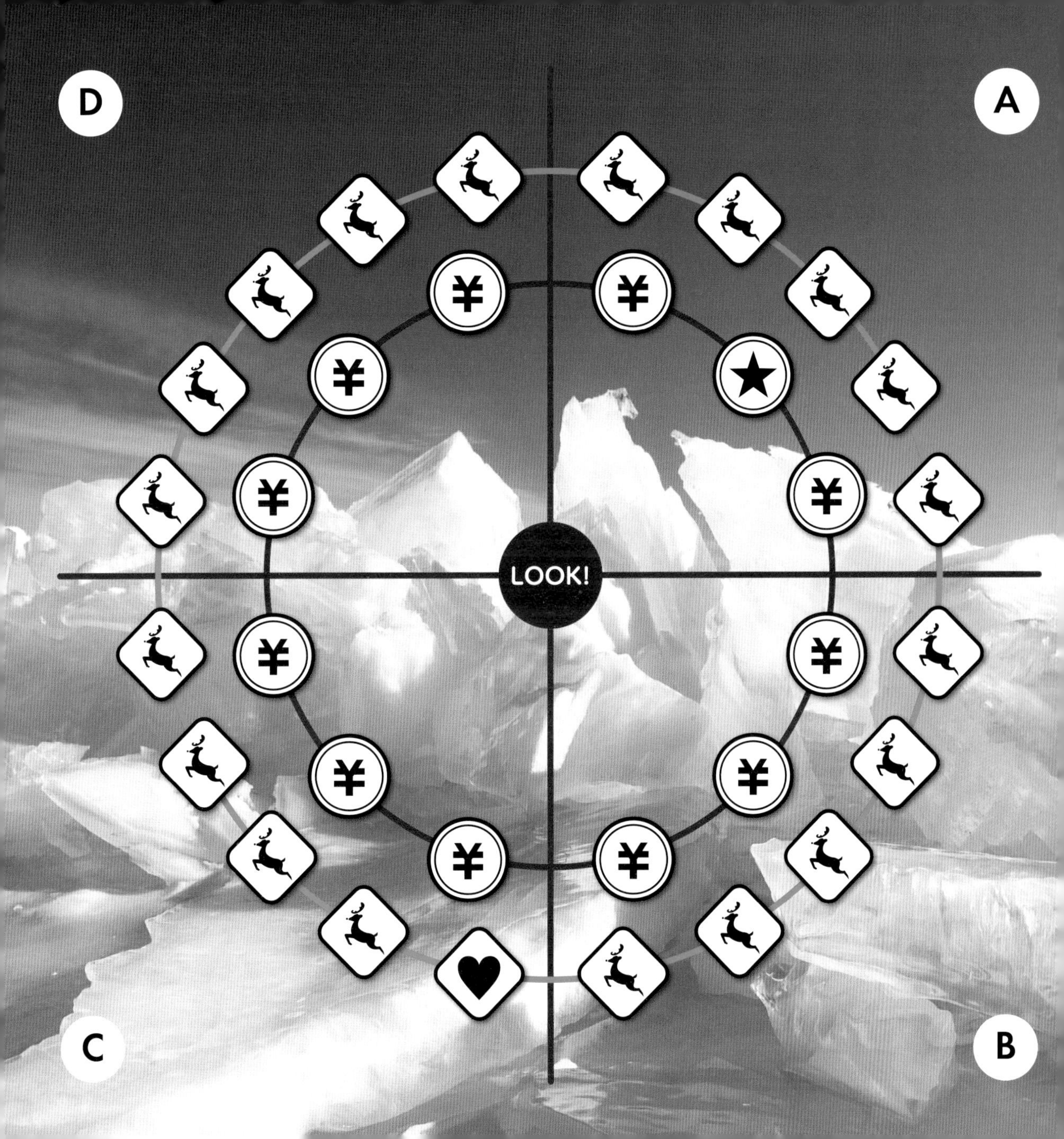
D
A
LOOK!
C
B

難

DAY10

QUESTION

Q1　赤の円上に大きい魚は何匹いる？

Q2　赤の円上で1匹だけ違う魚は、A〜Dのどのゾーンにいる？

Q3　緑の円上で1つだけ違うマークは、A〜Dのどのゾーンにある？

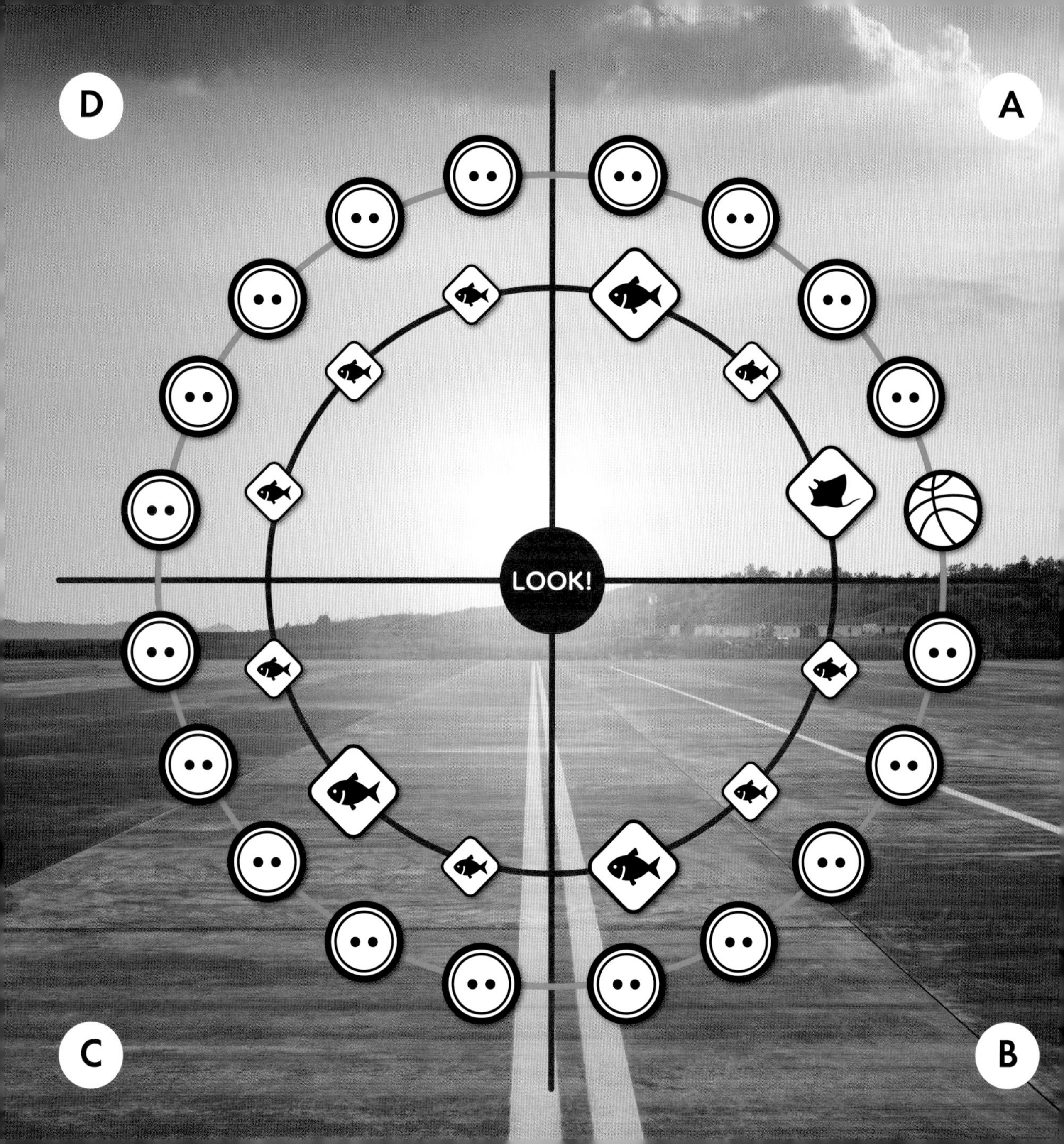
D
A
LOOK!
C
B

難

DAY11

QUESTION

Q1　赤の円上で1つだけ違う標識は、A～Dのどのゾーンにある？

Q2　赤の円上で1つだけ違う標識は、何の標識？

Q3　緑の円上で1つだけ違うマークは、A～Dのどのゾーンにある？

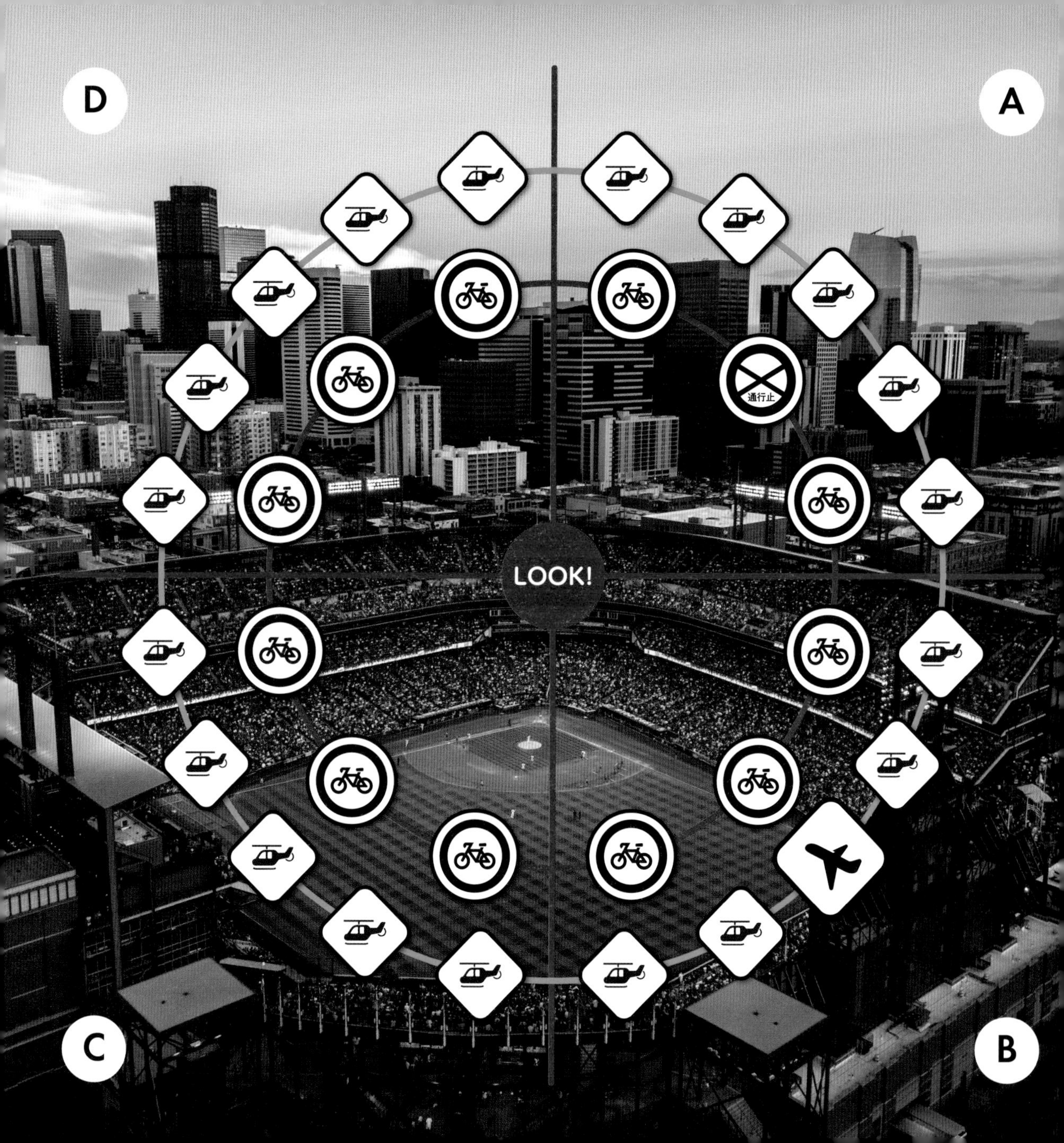
D
A
LOOK!
通行止
C
B

DAY12

QUESTION

Q1　A〜Dの中で、マークの数が一番少ないのはどのゾーン？

Q2　赤の円上で1つだけ違うマークは、何のマーク？

Q3　緑の円上で1つだけ違うマークは、A〜Dのどのゾーンにある？

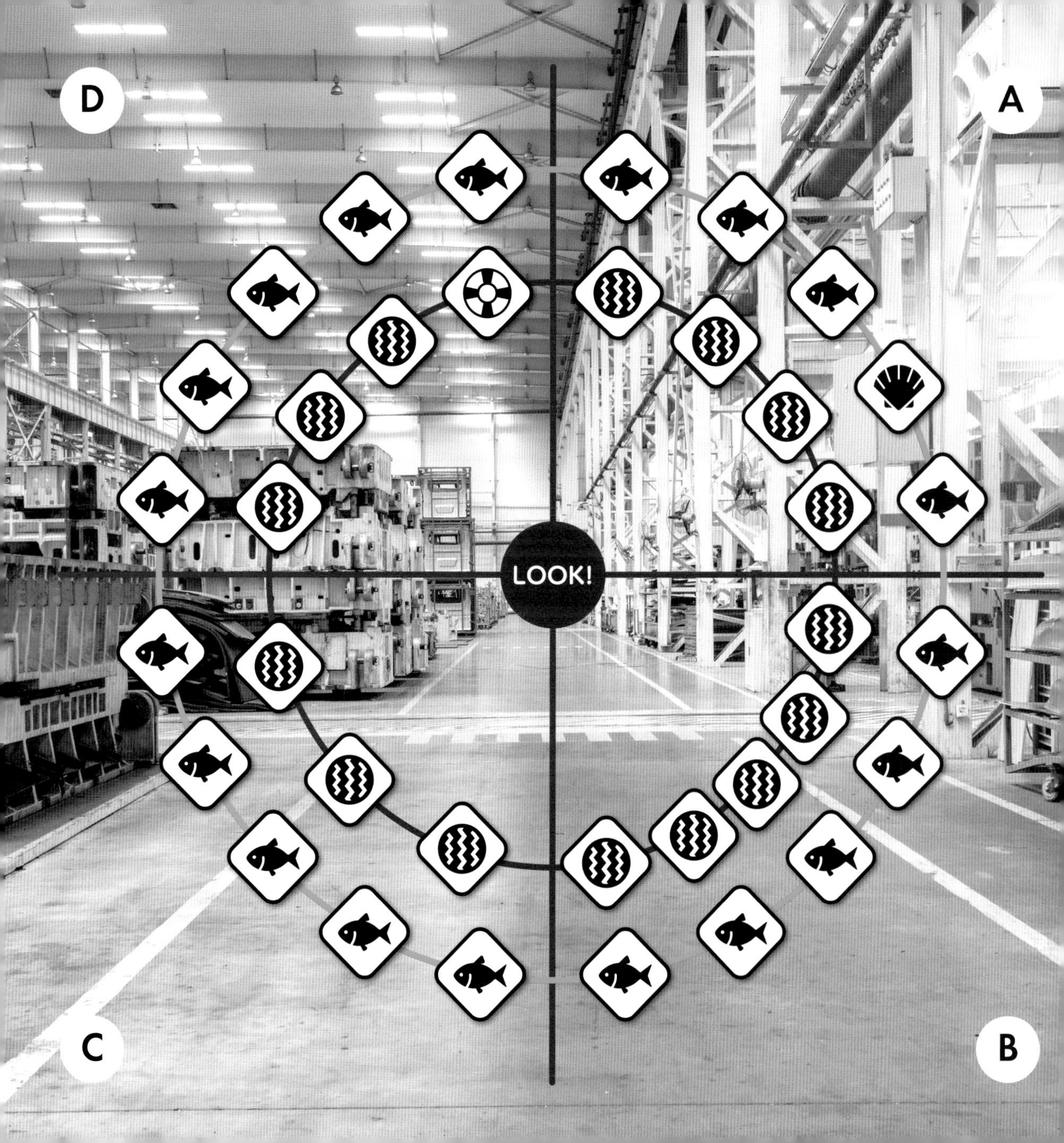
D
A
LOOK!
C
B

DAY13

QUESTION

Q1　赤の円上で1つだけ違う色のマークは、A〜Dのどのゾーンにある？

Q2　赤の円上で1つだけ持ち上げられない物は、何のマーク？

Q3　緑の円上で1つだけ違うマークは、A〜Dのどのゾーンにある？

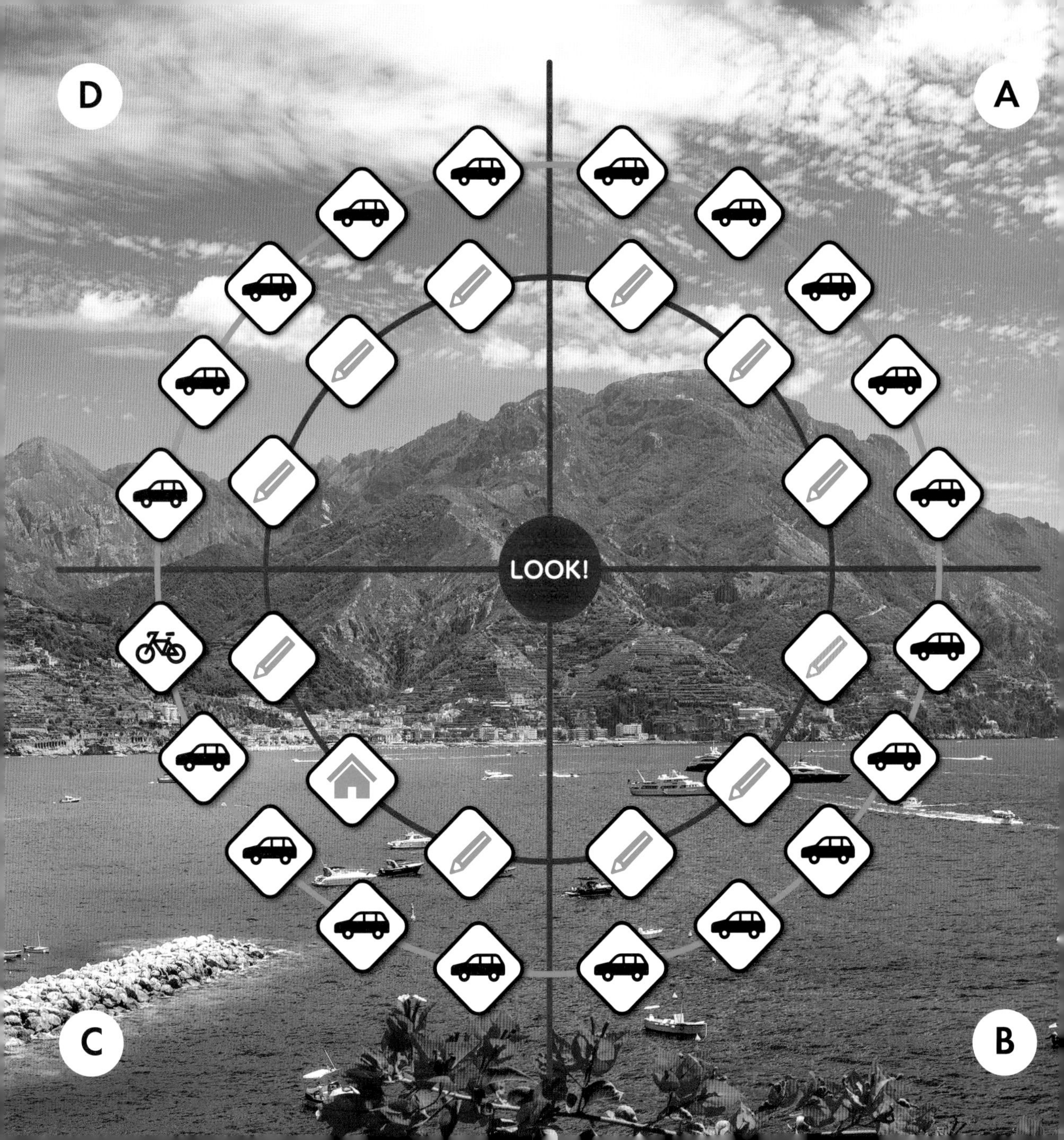
D
A
LOOK!
C
B

DAY14

QUESTION

Q1　赤の円上で1つだけ違う数字は、A～Dのどのゾーンにある？

Q2　赤の円上で1つだけ違う数字は何？

Q3　緑の円上で1つだけ違うマークは、何のマーク？

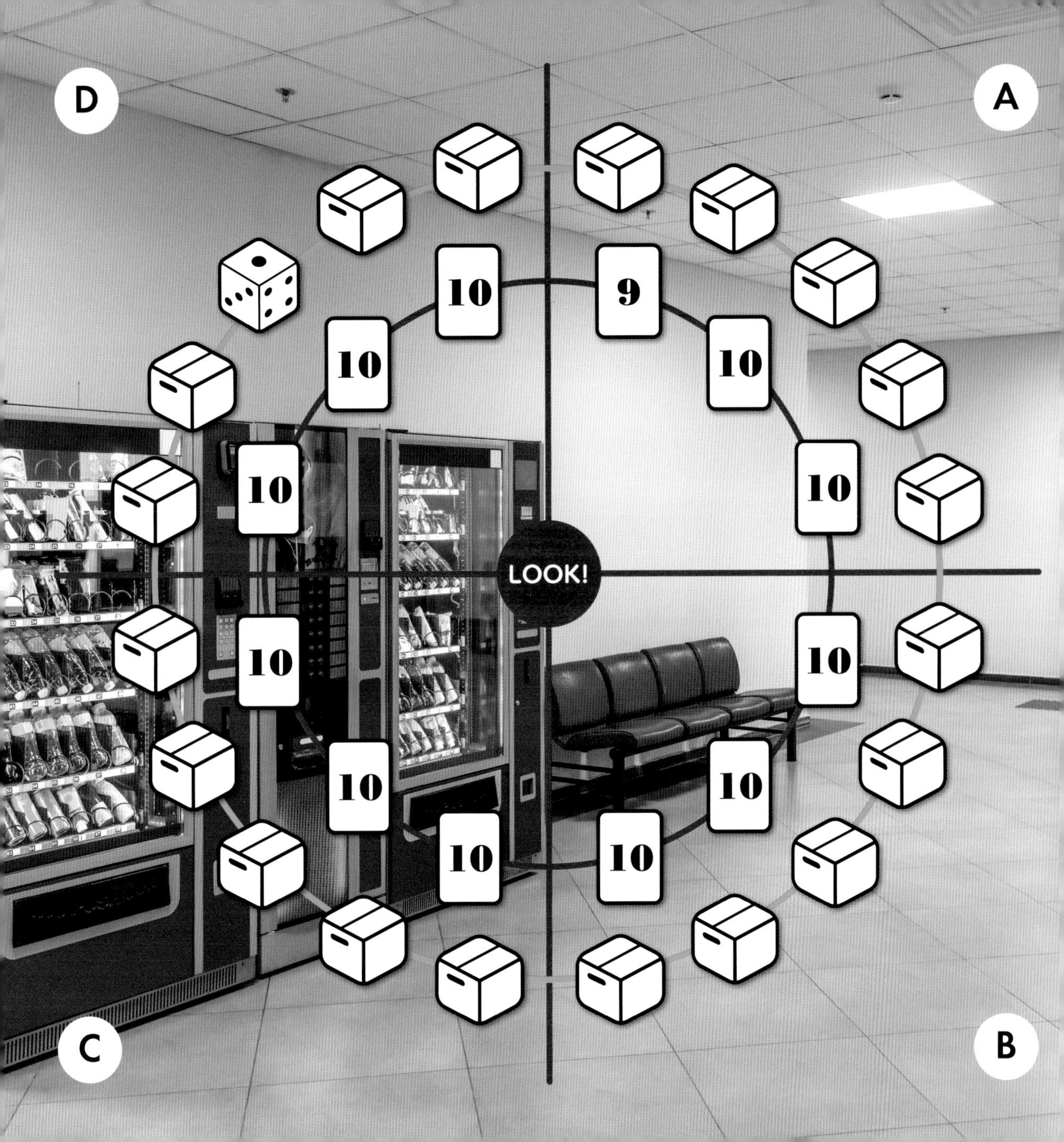
D
A
10
9
10
10
10
10
LOOK!
10
10
10
10
10
10
C
B

第2週の答え

DAY8

Q1 D

Q2 パー

Q3 C

DAY9

Q1 A

Q2 星

Q3 C

DAY10

Q1 4匹

Q2 A

Q3 A

DAY11

Q1 A

Q2 通行止め

Q3 B

DAY12

Q1 C

Q2 浮き輪

Q3 A

DAY13

Q1 B

Q2 家

Q3 C

DAY14

Q1 A

Q2 9

Q3 サイコロ

PART

3 脳知覚トレーニング 4週間チャレンジ

15日目

↓

21日目

DAY15

QUESTION

Q1　赤の円上で1つだけ違うマークは、A～Dのどのゾーンにある？

Q2　赤の円上で1つだけ違うマークは、何のマーク？

Q3　緑の円上で1つだけ違うマークは、A～Dのどのゾーンにある？

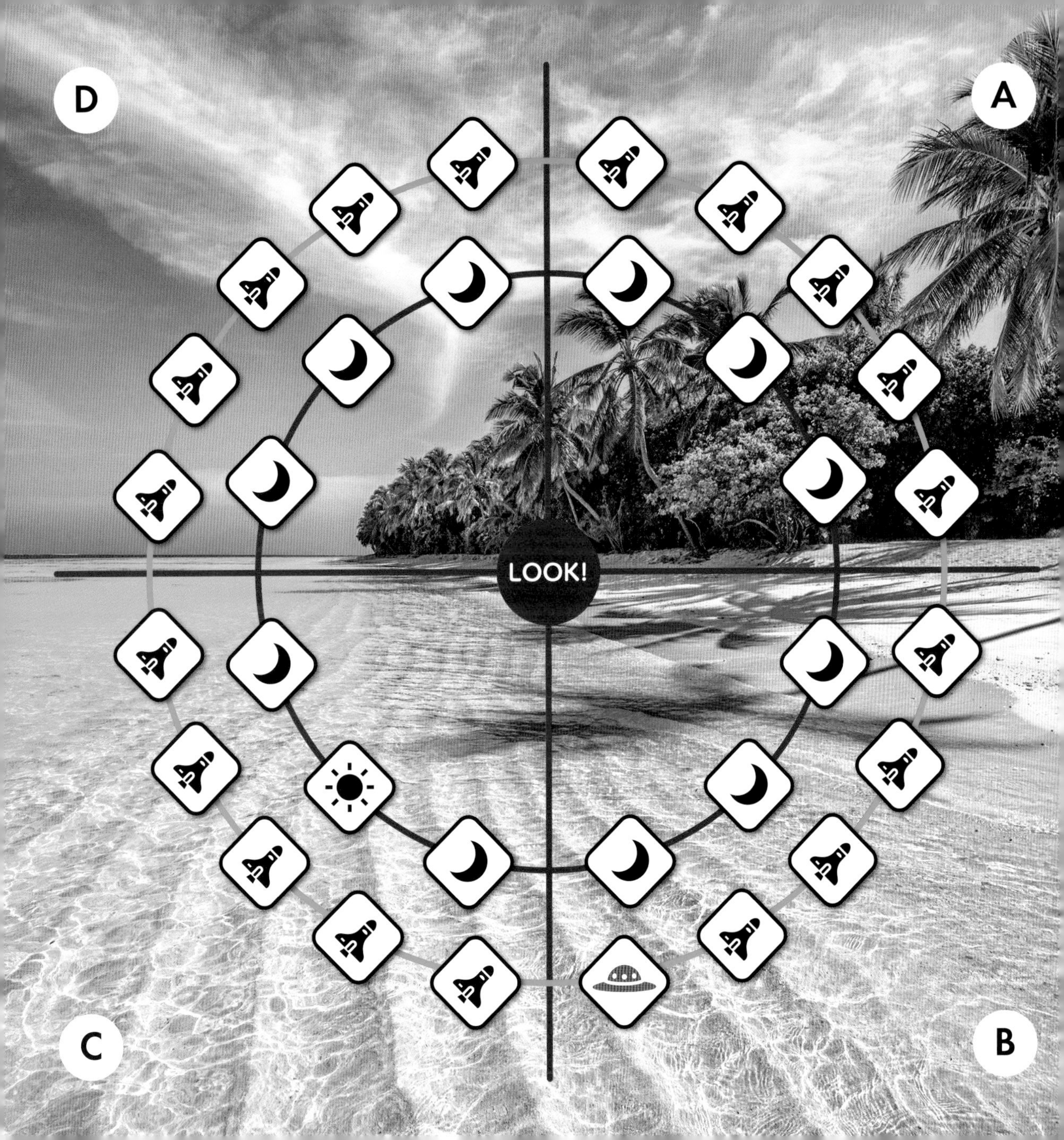
D
A
LOOK!
C
B

難

DAY16

QUESTION

Q1　赤の円上で1つだけ違うマークは、A～Dのどのゾーンにある？

Q2　赤の円上で1つだけ違うマークは、他のマークと何が違う？

Q3　緑の円上で1つだけ違うマークは、A～Dのどのゾーンにある？

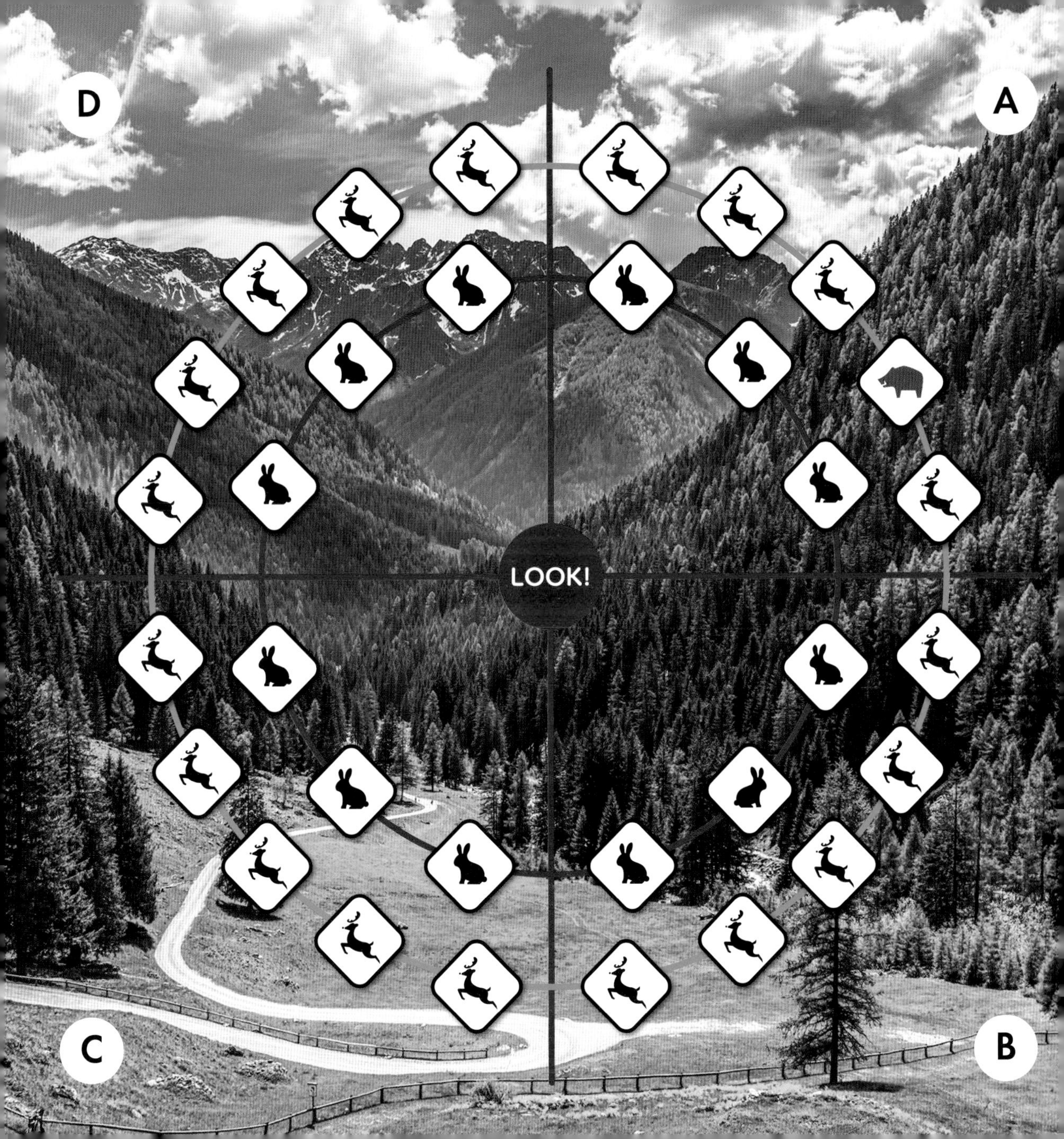
D
A
LOOK!
C
B

DAY 17

QUESTION

Q1　赤の円上で大きい気球は何機ある？

Q2　赤の円上で気球じゃないマークは、A～Dのどのゾーンにある？

Q3　緑の円上で1つだけ違うマークは、A～Dのどのゾーンにある？

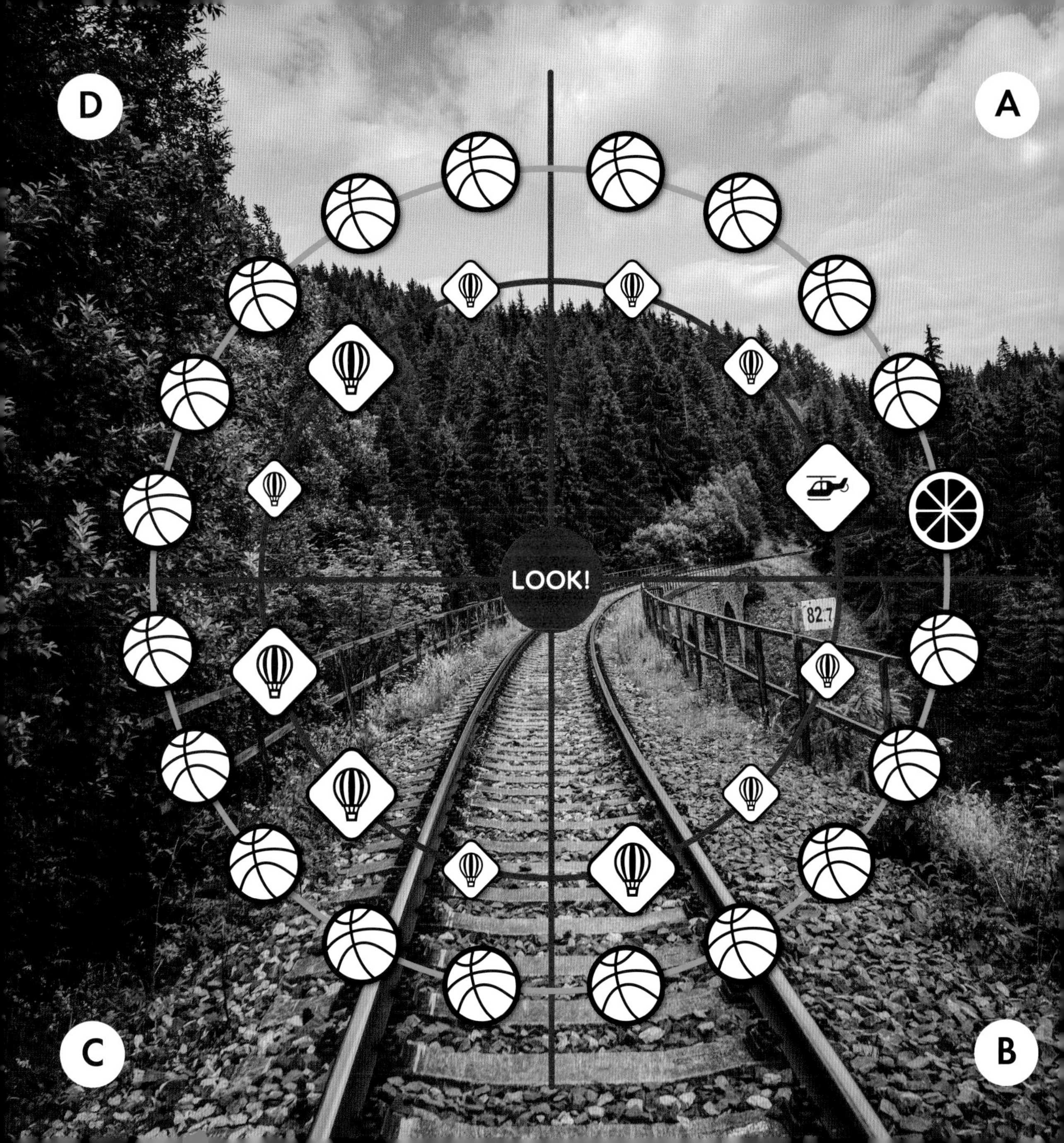
D
A
LOOK!
82.7
C
B

DAY18

QUESTION

Q1　赤の円上に白いお花は何輪ある？

Q2　赤の円上で1つだけお花じゃないマークは、A〜Dのどのゾーンにある？

Q3　緑の円上で１つだけ違うマークは、A〜Dのどのゾーンにある？

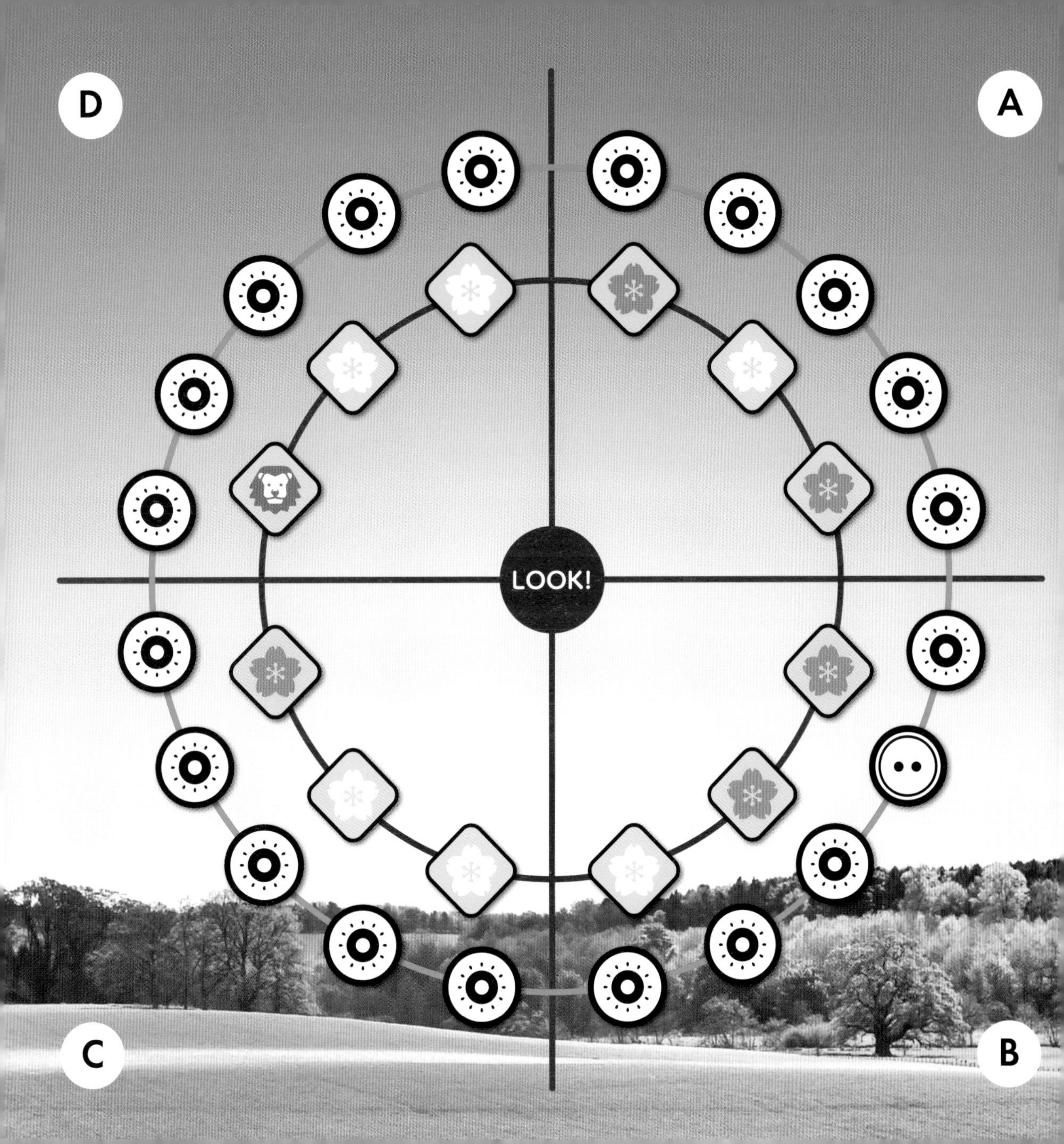
D
A
LOOK!
C
B

難

DAY19

QUESTION

Q1　A〜Dの中で、マークの数が一番少ないのはどのゾーン？

Q2　赤の円上で1つだけ違うマークは、何のマーク？

Q3　緑の円上で1つだけ違うマークは、何のマーク？

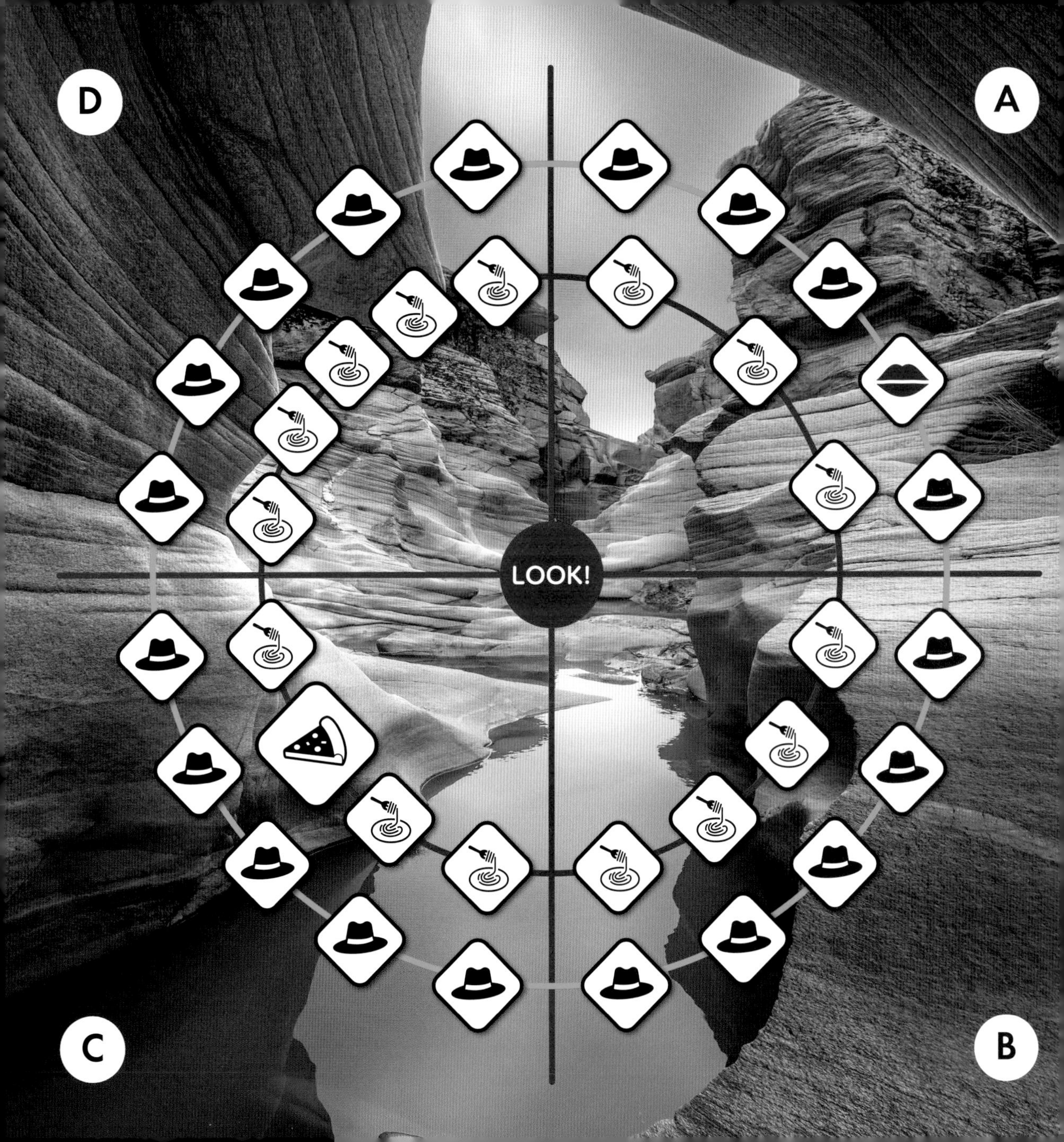
D
A
LOOK!
C
B

DAY20

QUESTION

Q1　赤の円上で1つだけ違うマークは、A〜Dのどの
ゾーンにある？

Q2　赤の円上で1つだけ違うマークは、何のマーク？

Q3　緑の円上で１つだけ違うマークは、A〜Dのどの
ゾーンにある？

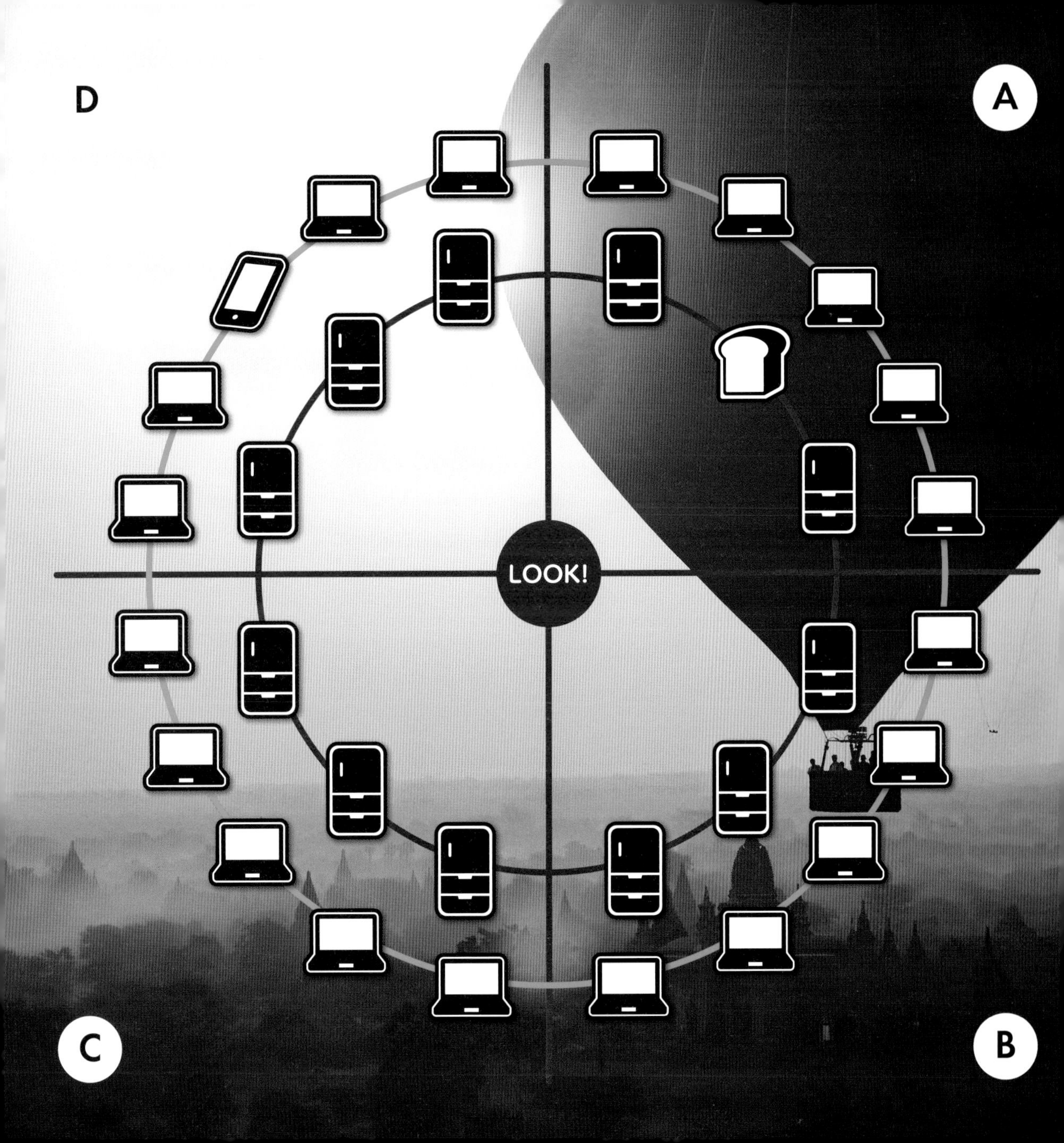
D
A
LOOK!
C
B

DAY21

QUESTION

Q1　赤の円上で1つだけ違う数字は、A～Dのどのゾーンにある？

Q2　赤の円上で1つだけ違う数字は何？

Q3　緑の円上で1つだけ違うマークは、何のマーク？

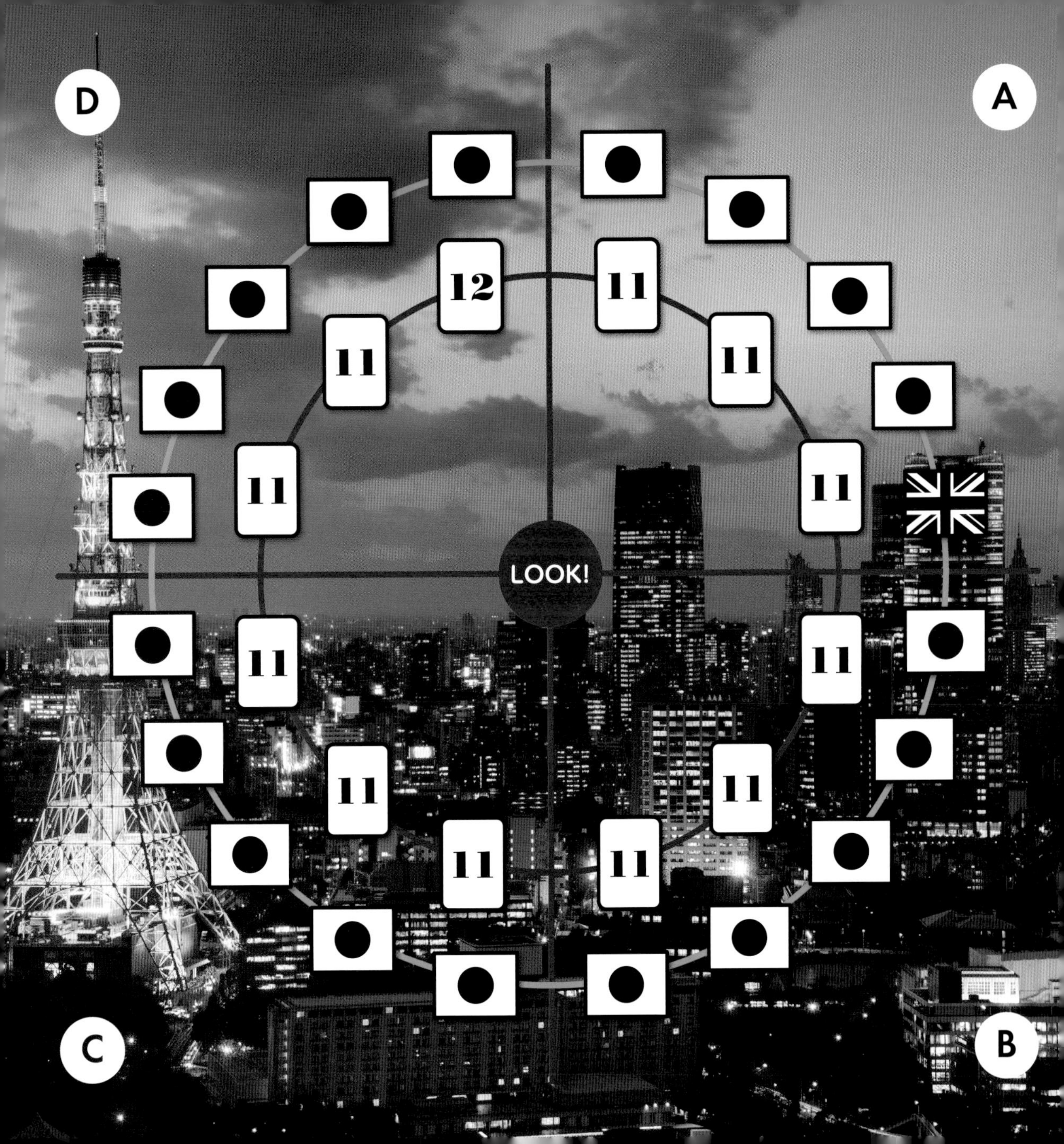
D
A
12
11
11
11
11
11
11
11
11
11
11
11
LOOK!
C
B

第3週の答え

DAY15
Q1 C
Q2 太陽
Q3 B

DAY16
Q1 B
Q2 向きが違う
Q3 A

DAY17
Q1 4機
Q2 A
Q3 A

DAY18
Q1 6輪
Q2 D
Q3 B

DAY19
Q1 A
Q2 ピザ
Q3 くちびる

DAY20
Q1 A
Q2 食パン
Q3 D

DAY21
Q1 D
Q2 12
Q3 イギリスの国旗(旗)

PART

4 脳知覚トレーニング 4週間チャレンジ

22日目

↓

28日目

DAY22

QUESTION

Q1　赤の円上で1つだけ違うカードは、A～Dのどのゾーンにある？

Q2　赤の円上で1つだけ違うカードのマークは、何のマーク？

Q3　緑の円上で1つだけ違うマークは、A～Dのどのゾーンにある？

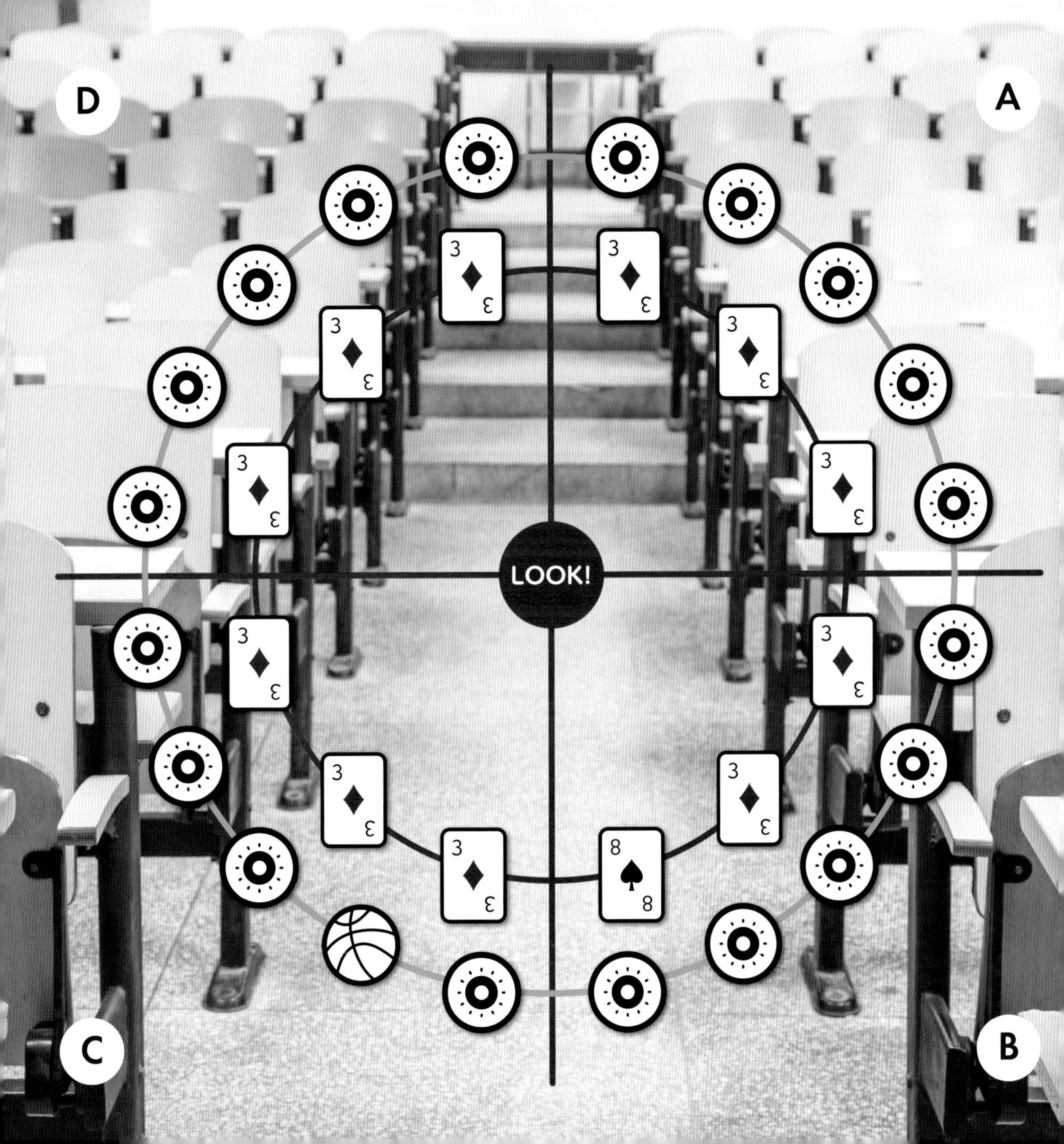
D
A
LOOK!
C
B

DAY23

QUESTION

Q1　赤の円上で1つだけ違うマークは、A～Dのどのゾーンにある？

Q2　赤の円上で1つだけ違うマークは、何のマーク？

Q3　緑の円上で1つだけ違うマークは、A～Dのどのゾーンにある？

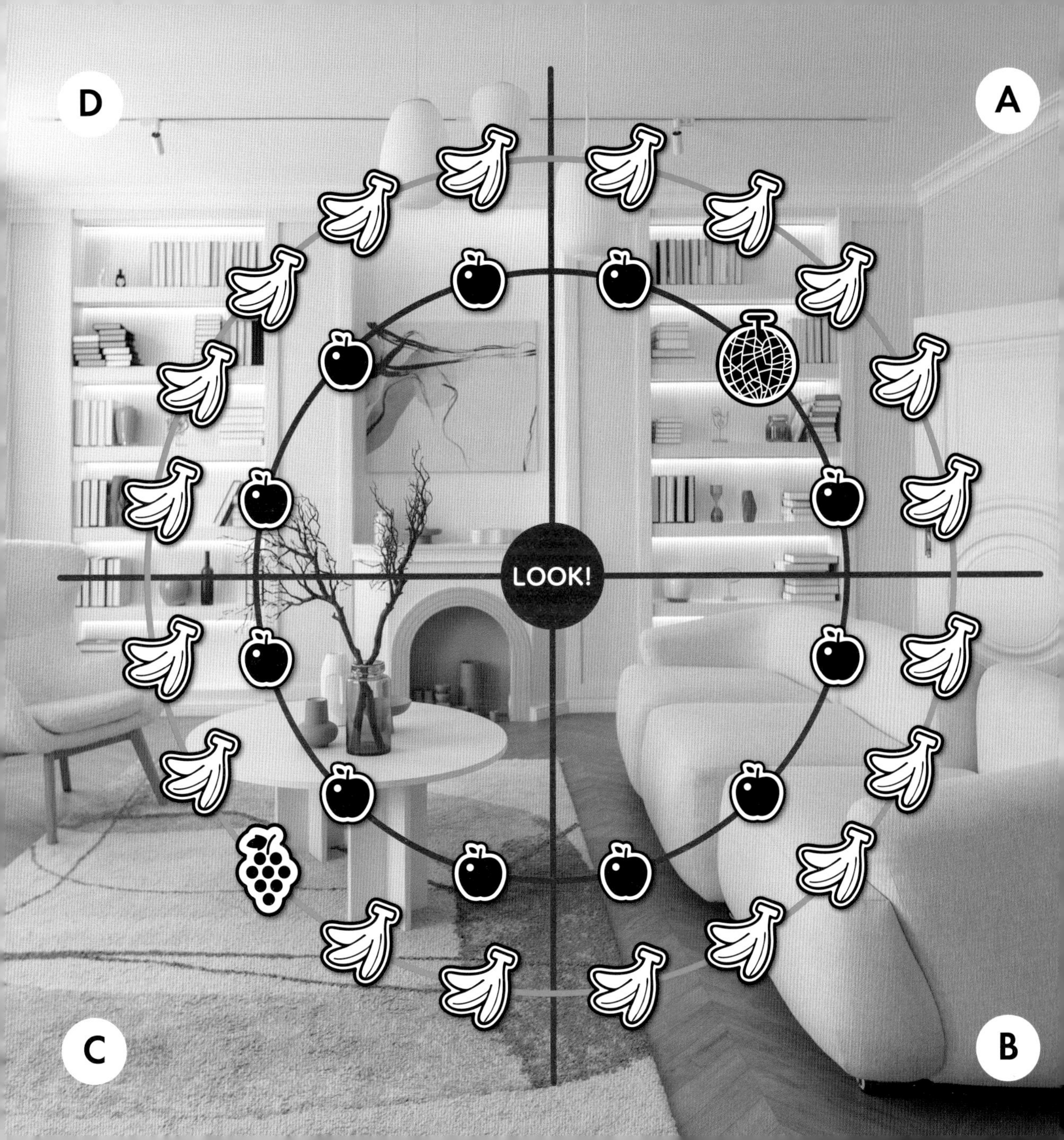
D
A
LOOK!
C
B

DAY24

QUESTION

Q1　赤の円上に大きな船は何隻ある？

Q2　赤の円上で船じゃないマークは、A～Dのどのゾーンにある？

Q3　緑の円上で1つだけ違うマークは、A～Dのどのゾーンにある？

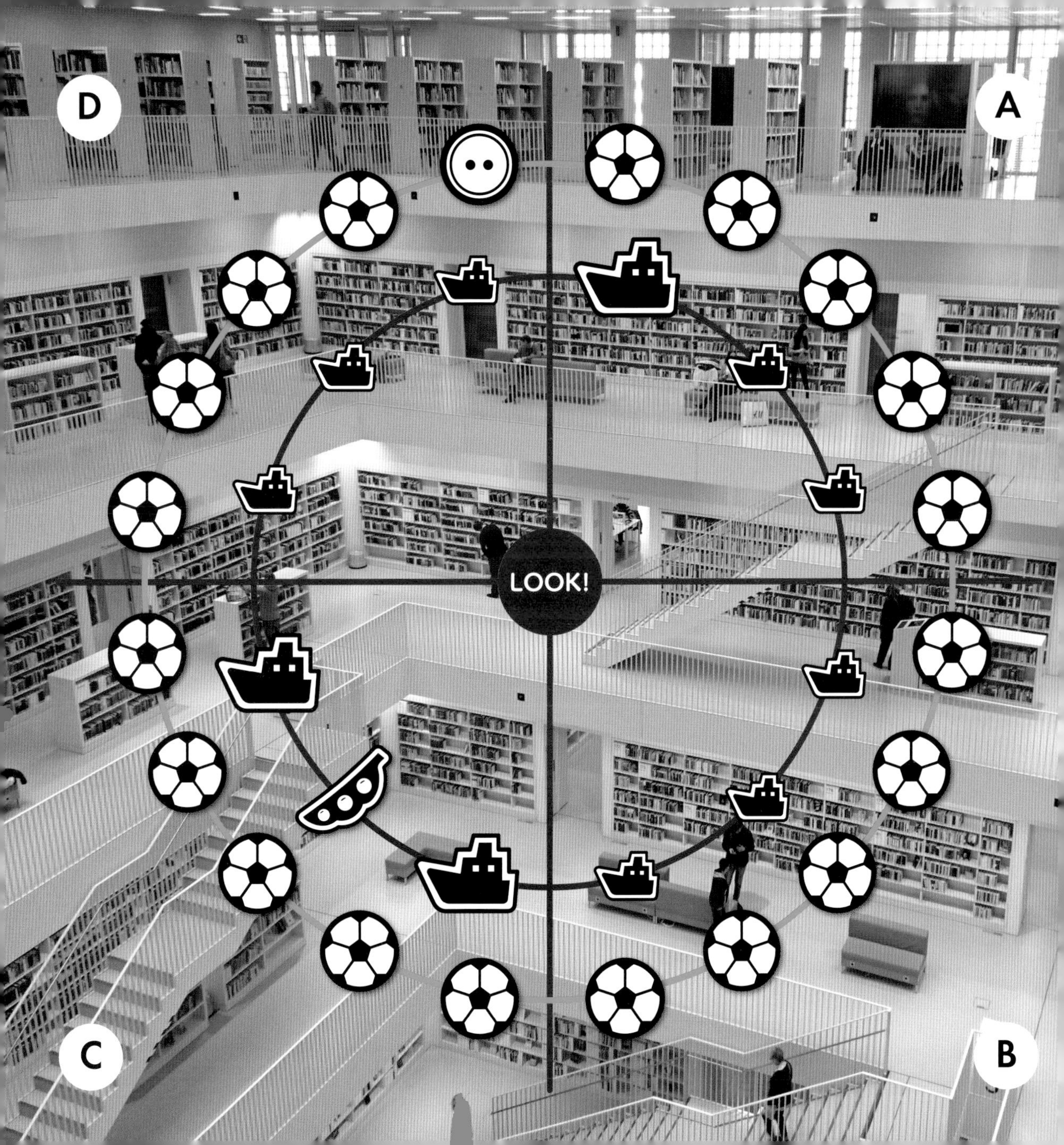
D
A
LOOK!
C
B

DAY25

QUESTION

Q1　赤の円上に青いバスは何台ある？

Q2　赤の円上で1つだけバスじゃないマークは、A〜Dのどのゾーンにある？

Q3　緑の円上で1つだけ違うマークは、A〜Dのどのゾーンにある？

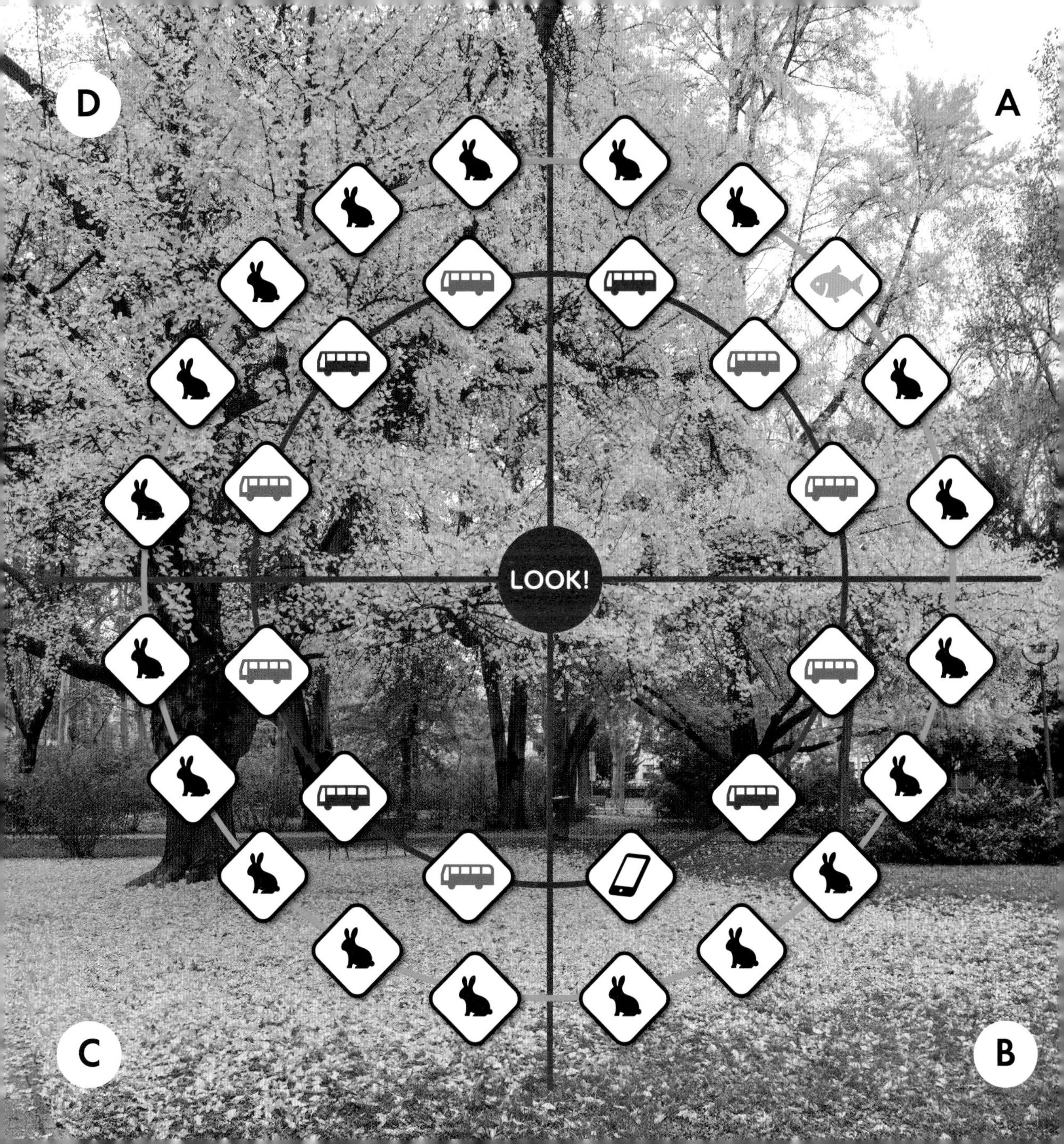
D
A
LOOK!
C
B

難

DAY26

QUESTION

Q1　A〜Dの中で、マークの数が一番少ないのはどのゾーン？

Q2　赤の円上で1つだけ違うマークは、何のマーク？

Q3　緑の円上で1つだけ違うマークは、A〜Dのどのゾーンにある？

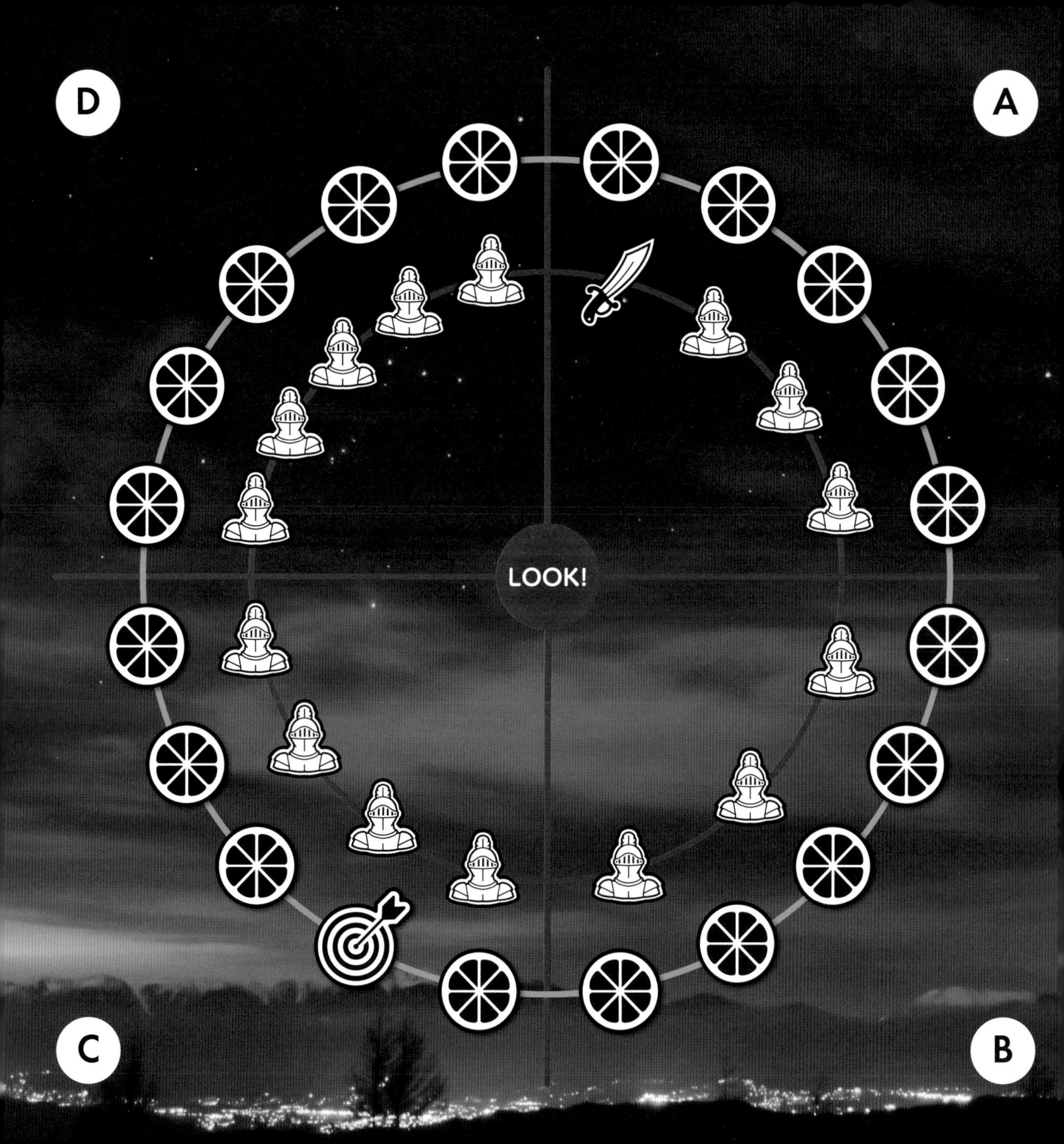
D
A
LOOK!
C
B

DAY27

QUESTION

Q1　赤の円上で1つだけ違う色のマークは、A〜Dのどのゾーンにある？

Q2　赤の円上で1つだけ建物じゃないマークは、何のマーク？

Q3　緑の円上で１つだけ違うマークは、A〜Dのどのゾーンにある？

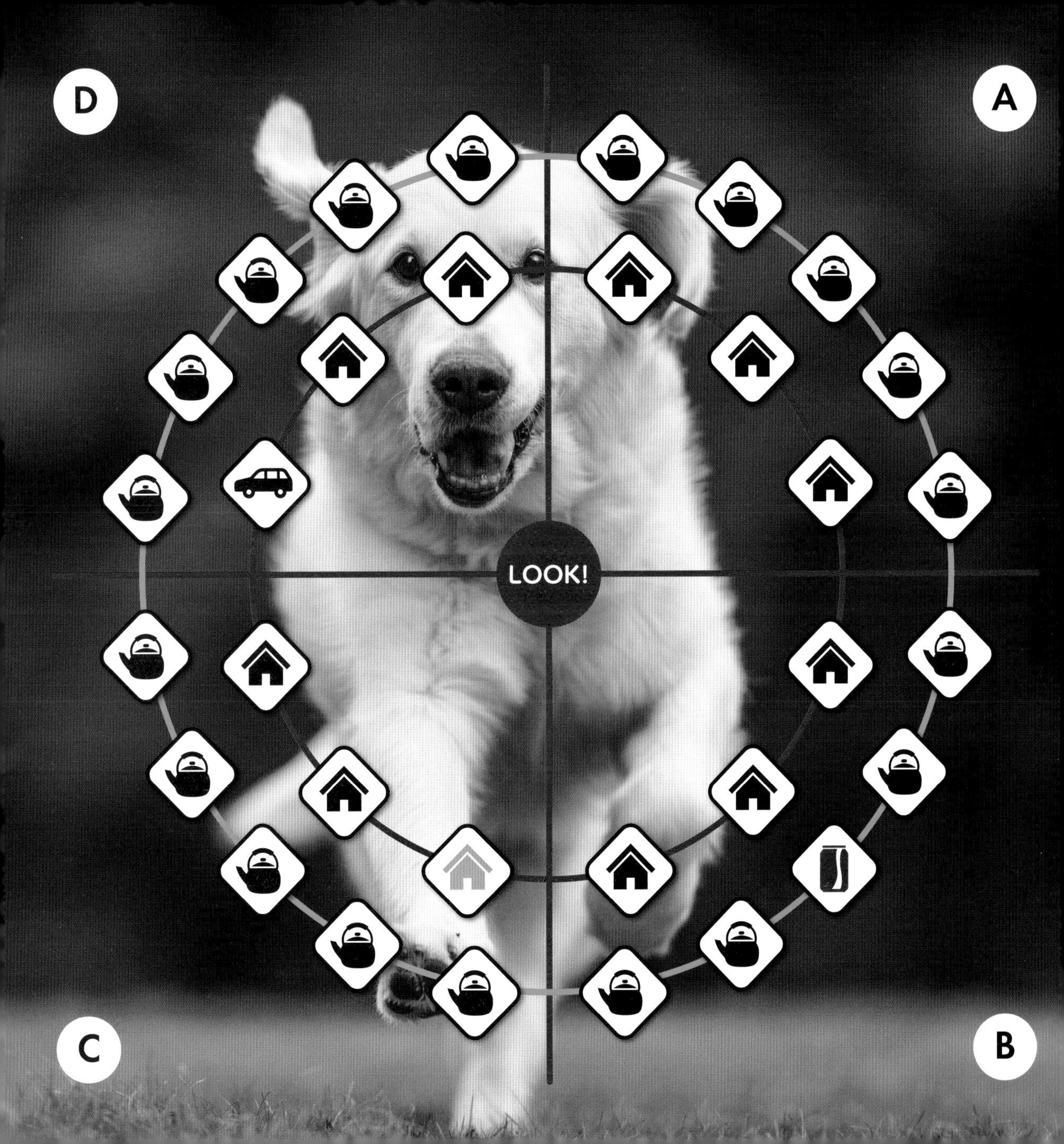
D
A
LOOK!
C
B

難

DAY28

QUESTION

Q1　赤の円上で1つだけ違う数字は、A〜Dのどのゾーンにある？

Q2　赤の円上で1つだけ違う数字は何？

Q3　緑の円上で1つだけ違うマークは、A〜Dのどのゾーンにある？

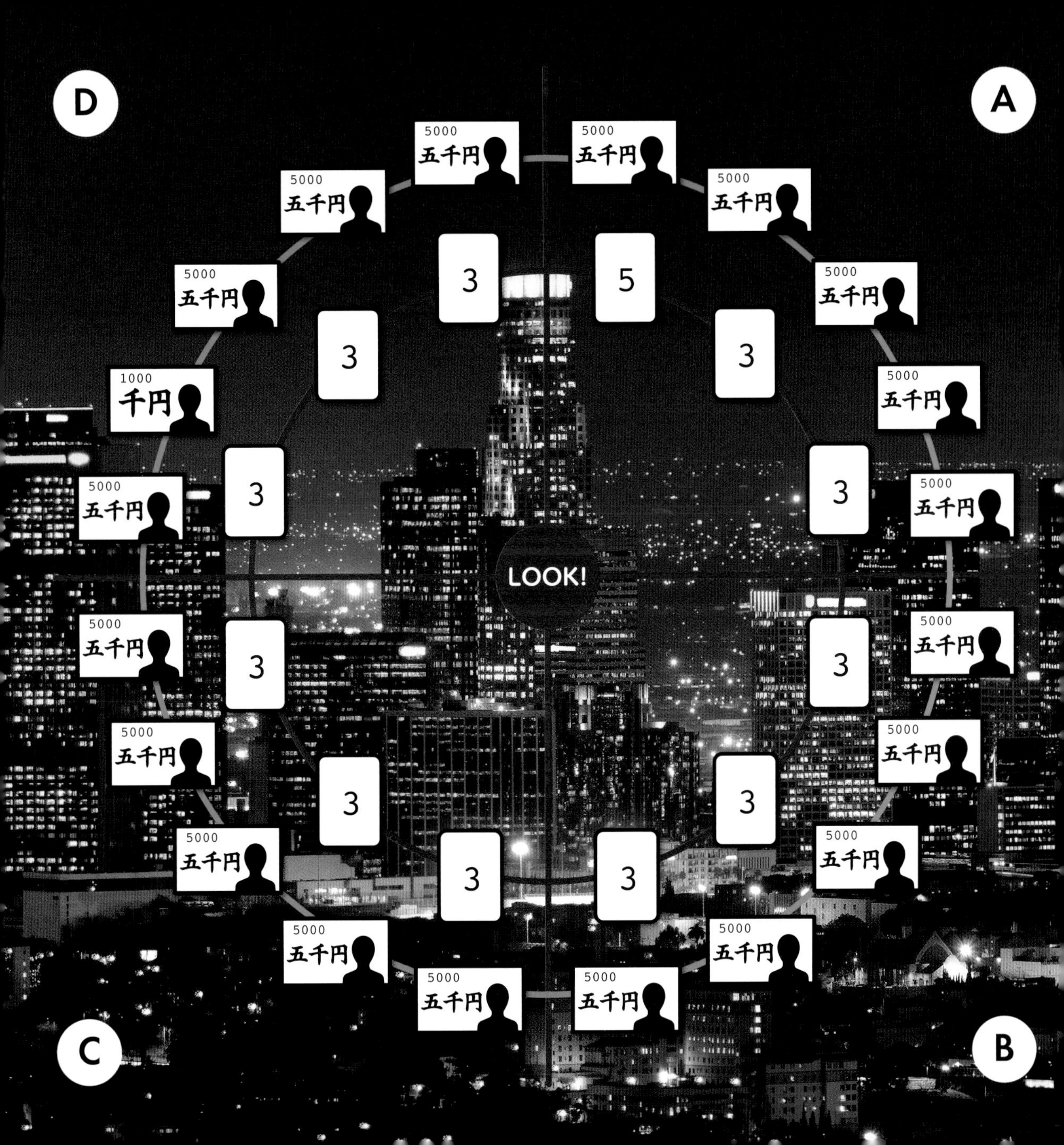
D
A
5000 五千円
5000 五千円
5000 五千円
5000 五千円
5000 五千円
5000 五千円
5000 五千円
5000 五千円
5000 五千円
5000 五千円
5000 五千円
5000 五千円
5000 五千円
5000 五千円
5000 五千円
5000 五千円
5000 五千円
1000 千円
5000 五千円
5000 五千円
5
3
3
3
3
3
3
3
3
3
3
3
LOOK!
C
B

第4週の答え

DAY22
Q1 B
Q2 スペード
Q3 C

DAY23
Q1 A
Q2 メロン
Q3 C

DAY24
Q1 3隻
Q2 C
Q3 D

DAY25
Q1 7台
Q2 B
Q3 A

DAY26
Q1 B
Q2 剣
Q3 C

DAY27
Q1 C
Q2 車
Q3 B

DAY28
Q1 A
Q2 5
Q3 D

PART

5

コラム

自分でできる
脳知覚トレーニング

コラム

自分でできる脳知覚トレーニング①「新聞紙トレーニング」

有効視野を広げるには、本書やパソコンを用いた専用アプリなどの方法が効果的ですが、もっと簡易的に行う方法もあります。もちろん、前者よりは効果が落ちるかもしれませんが、身の周りの物を使って自分でできるという点は、嬉しいポイントです。

ここでは、「新聞紙トレーニング」という方法をご紹介します。「新聞紙トレーニング」は、その名の通り、新聞紙さえあればどこでも取り組むことができます。新聞紙の代わりにカレンダーを使っても大丈夫です。

①まず、新聞紙の中心を両目で見ます。そして、そこに何が書いてあるかを読みます。

②そのまま目を動かさずに、視点の中心から少し離れたところの文字を読みます。

③さらに視野を広げていき、文字が読めなくなる

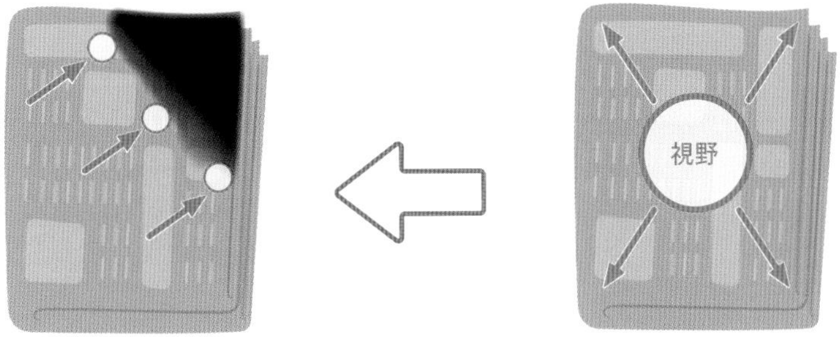

視線は動かさず、
できるだけ視野を全体に広げる

見えにくい範囲に差し掛かる
すぐ手前の文字を読んでみる

ところを調べます。

④文字が読めなくなるところと、ギリギリ読めるところの境の文字を読もうとしてみましょう（実際に読めなくても大丈夫です）。

①〜④を繰り返すうちに、有効視野を鍛えることができます。取り組む際の注意点は本書の「脳知覚トレーニング」と同じです。大体1日3分程度を目安として取り組んでみてください。

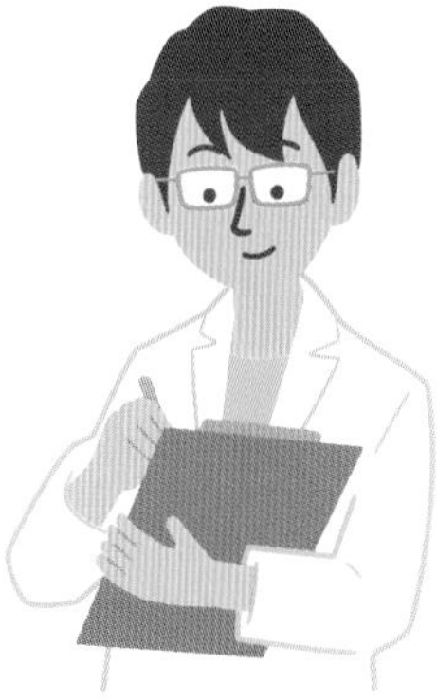

コラム

自分でできる脳知覚トレーニング②
「10円玉・100円玉トレーニング」

続いてご紹介する「10円玉・100円玉トレーニング」でも、有効視野を鍛えることができます。このトレーニングをすると、私たちの有効視野が想像以上に狭いことを実感していただけるかもしれません。面白いので、ぜひやってみてください。

①まずは、目から30㎝ほど離して、10円玉を顔の正面に真っすぐ持って両目で見ます。

②100円玉を耳の後ろあたりから徐々に正面の10円玉へ近づけていきます。

③すると、10円玉と100円玉が接するか接しないかくらいまで近づいたとき、ようやく100円玉であると判別できるようになります。他の人に何円玉か伝えずにやってもらって、クイズにしても面白いかもしれません。

①～③を繰り返すことで、有効視野を鍛えることができます。

コラム

自分でできる脳知覚トレーニング③

「人差し指トレーニング」

最後にご紹介する「人差し指トレーニング」は、3つの中で一番簡単なトレーニングです。道具は何も必要ありません。

①まずは、顔の正面、目から30㎝ほどの距離に人差し指を出して両目で見ます。

②そのまま視線は動かさずに、指を上に動かします。動かしていって、人差し指が見えなくなったら指を顔の正面に戻します。

③続けて、下・左・右と同じことを繰り返します。

とっても簡易的ですが、このトレーニングでも有効視野を鍛えることができます。

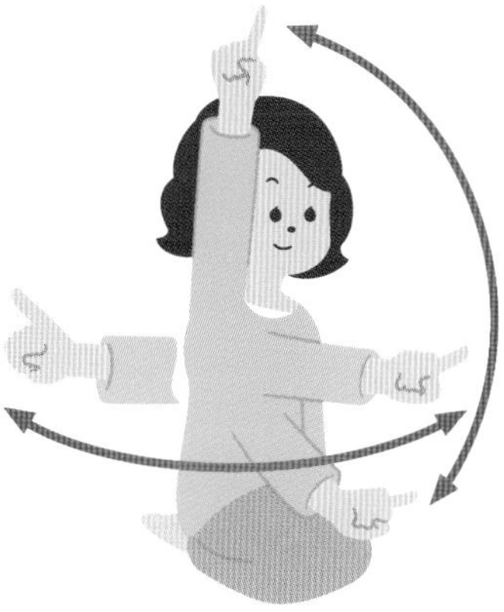

おわりに

4週間の「脳知覚トレーニング」は、いかがでしたか?

このトレーニングの効果はもちろん、ご自身の脳のために行動したこと、新しいチャレンジをしたこと自体が、皆さんの脳をぐんぐん活性化させていることでしょう。

また、眼科医としてこの場をお借りして、定期的に目の検診を受けることの大切さもお伝えしたいと思います。というのも、「せん妄」や「徘徊」、「睡眠障害」といった認知症と思われる症状の原因が、実は目が見えていないだけ、ということは結構よくあるのです。脳の心配だけして目がよく見えないまま放置してしまうと、結果的に目からの情報が遮断され、認知機能の低下につながってしまいます。目をよく見えるようにすることは、若々しい脳を保つためにとても重要なことなのです。

本書では、複数の研究論文に基づき、「脳知覚トレーニング」を「科学的に証明された唯一の認知症予防法」と捉えています。ただ、日々医学が進歩する中で、この他の素晴らしい方法が次々と出てくることでしょう。ぜひ広い視野で色んな方法にチャレンジしてみてください。

この「脳知覚トレーニング」の最終目的は、年齢を重ねても「広い視野」を保ち、人生の輝かしさを最期まで感じられる脳を手に入れることです。本書がその一助になることを心より願っています。

参考文献

１）Alzheimers Dement
2017 Nov 7;3(4):603-611.
Speed of processing training results in lower risk of dementia
Jerri D Edwards 1, Huiping Xu 2, Daniel O Clark 3, Lin T Guey 4, Lesley A Ross 5, Frederick W Unverzagt 6

２）Neurosci Biobehav Rev
2018 Jan:84:72-91. doi: 10.1016/j.neubiorev.2017.11.004. Epub 2017 Nov 22.
Systematic review and meta-analyses of useful field of view cognitive training
Jerri D Edwards 1, Bernadette A Fausto 2, Amber M Tetlow 3, Richard T Corona 4, Elise G Valdés 5

３）Cereb Cortex. 2022 May 1; 32(9): 1993–2012.
Published online 2021 Sep 20. doi: 10.1093/cercor/bhab332
PMCID: PMC9070333
PMID: 34541604
Functional Neural Correlates of a Useful Field of View (UFOV)-Based fMRI Task in Older Adults

４）Ophthalmic Physiol Opt
2014 Sep;34(5):509-18. doi: 10.1111/opo.12148.
Cognitive speed of processing training in older adults with visual impairments
Amanda F Elliott 1, Melissa L O'Connor, Jerri D Edwards

５）PLoS One. 2013; 8(5): e61624.
A Randomized Controlled Trial of Cognitive Training Using a Visual Speed of Processing Intervention in Middle Aged and Older Adults
Fredric D. Wolinsky, 1 , * Mark W. Vander Weg, 2 M. Bryant Howren, 2 Michael P. Jones, 3 and Megan M. Dotson 4

６）J Am Geriatr Soc. 2010 Nov;58(11):2107-13. d
Cognitive training decreases motor vehicle collision involvement of older drivers
Karlene Ball 1, Jerri D Edwards, Lesley A Ross, Gerald McGwin Jr
Am J Ophthalmol 2022 Mar:235:7-14.

写真提供

Jorge Salcedo、Lukas Gojda、HY-DP、Olga Vasilek、Mahendra Catur Rukmana、Nick Fedirko、Richie Chan、29september、Chendongshan、uladzimir zgurski、Katvic、hxdyl、Nicholas Courtney、gyn9037、Serenity-H、Bayhu19、Altug Galip、Nikolay Zaborskikh、wolfdography studio、Lynne Nicholson、ozkan ulucam、Daxiao Productions、Sean Pavone、Humannet、Pinkystock、elpaqu、Pelle Zoltan、KAZUSAN、BIGANDT.COM、 Songquan Deng/Shutterstock.com

著者略歴

平松 類 (ひらまつ・るい)

眼科医／医学博士

愛知県田原市生まれ。二本松眼科病院副院長。受診を希望する人は北海道から沖縄まで全国に及ぶ。専門知識がなくてもわかる歯切れのよい解説が好評でメディアの出演が絶えない。現在YouTubeチャンネル「眼科医平松類」(登録者22万人以上) で情報発信を行っている。 NHK『あさイチ』、TBSテレビ『ジョブチューン』、フジテレビ『バイキング』、テレビ朝日『林修の今でしょ！講座』、テレビ東京『主治医が見つかる診療所』、TBSラジオ『生島ヒロシのおはよう一直線』、『読売新聞』、『日本経済新聞』、『毎日新聞』、『週刊文春』、『週刊現代』、『文藝春秋』、『女性セブン』 などでコメント・出演・執筆等を行う。著書は『1日3分見るだけでぐんぐん目がよくなる！ ガボール・アイ』『老人の取扱説明書』『認知症の取扱説明書』(SBクリエイティブ)、『老眼のウソ』『その白内障手術、待った！』(時事通信社)、『自分でできる！ 人生が変わる緑内障の新常識』(ライフサイエンス出版) など多数。

1日《にち》3分《ぷん》見《み》るだけで認知症《にんちしょう》が予防《よぼう》できるドリル

脳知覚トレーニング28問

2023年12月8日　初版第1刷発行
2024年9月30日　初版第6刷発行

著　者　平松《ひらまつ》 類《るい》

発行者　出井 貴完

発行所　SBクリエイティブ株式会社
〒105-0001　東京都港区虎ノ門2-2-1

装　丁　菊池 祐

本文デザイン・DTP　二ノ宮 匡（ニクスインク）

本文イラスト　フクイヒロシ

編集協力　友成響子（毬藻舎）

校　正　ペーパーハウス

編集担当　山田涼子

印　刷　日経印刷株式会社

本書をお読みになったご意見・ご感想を
下記URL、またはQRコードよりお寄せください。

https://isbn2.sbcr.jp/22176/

落丁本、乱丁本は小社営業部にてお取り替えいたします。定価はカバーに記載されております。本書の内容に関するご質問等は、小社学芸書籍編集部まで必ず書面にてご連絡いただきますようお願いいたします。
©Rui Hiramatsu 2023 Printed in Japan
ISBN978-4-8156-2217-6